頸椎症《けいついしょう》

首のヘルニア

首と脊椎の名医が教える

最高の治し方大全

文響社

はじめに

首は、人間の急所といわれています。

私たちの首には、脊髄《せきずい》や神経根（脊髄から枝分かれした神経の根元の部分）、動脈・静脈などの重要な器官が密集しています。特に、首は神経の要所であり、頚椎《けいつい》（背骨の首の部分）の中を通る脊髄は脳の近くにあるため、同時に全身の末梢《まつしょう》神経と生命活動にかかわる膨大な情報をやり取りしています。ですから、首の脊髄や神経根が障害を受けると、痛みだけでなく手足のしびれやマヒ、感覚異常、運動障害、排泄《はいせつ》障害といったさまざまな症状が現れるのです。

にもかかわらず、首の構造はきゃしゃで、頚椎は7つの椎骨《ついこつ》（背骨を構成する小さな骨）が積み重なり、靱帯《じんたい》（骨と骨をつなぐ丈夫な線維組織）でつながっているにすぎません。しかも、首は、体重の10分の1ほどの重さがある頭部を支えています。そのため、首は、悪い姿勢を取ったり、偏った体の使い方をしたりするだけでダメージを受けることが多く、頚椎症などの首の病気を招きやすいのです。首の病気は、二足歩行に進化した人類の宿命といってもいいでしょう。

首の痛みを招く主な病気

頸椎椎間板ヘルニア
⇨Q15を参照

頸椎症
（神経根症、脊髄症）
⇨Q3を参照

頸椎後縦靭帯骨化症
⇨Q16を参照

頸部脊柱管狭窄症
⇨Q13を参照

ほかに、首の痛みが現れる病気には、頸椎脱臼、頸椎骨折、脊髄損傷、黄色靭帯骨化症、頸肩腕症候群（肩こり）、脊髄腫瘍などがある。

むち打ち症
（頸椎捻挫）
⇨Q19を参照

とりわけ、加齢で頸椎の椎間板（椎骨と椎骨の間でクッションの役目をする軟骨）が衰えると首の病気は起こりやすくなるので、中高年・高齢者は注意しなければなりません。

本書では、頸椎症をはじめとした首の病気にまつわる１３４の疑問に、脊椎脊髄外科の専門医がわかりやすく回答します。病気の説明だけでなく、診察・検査、治療法、手術の受け方、日常生活のコツ、セルフケアについても詳細に解説しているので参考にしてください。

首の病気が悪化して脊髄症状（マヒや排泄障害）が現れたら手術が必要になりますが、多くの患者さんは保存療法（手術以外の治療法）で軽快します。ぜひ、本書を読んで理解を深め、最高の治し方を見つけてください。

筑波大学医学医療系整形外科教授　山崎正志

解説者紹介　※掲載順

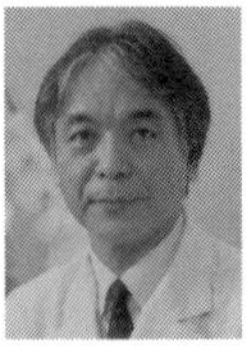

筑波大学医学医療系
整形外科教授

山崎正志《やまざきまさし》先生

千葉大学医学部を卒業後、米国ニューヨーク市マウントサイナイ医科大学整形外科研究員、千葉大学大学院医学研究院整形外科学准教授を経て現職。千葉大学客員教授。日本整形外科学会代議員、前日本脊椎脊髄病学会常務理事、日本脊椎脊髄病学会評議員、日本脊椎インストゥルメンテーション学会理事、日本脊髄障害医学会幹事、厚生労働省「脊柱靭帯骨化症に関する調査研究班」班長を務める。日本整形外科学会専門医、日本整形外科学会認定脊椎脊髄病医、日本脊椎脊髄病学会認定脊椎脊髄外科指導医。専門分野は脊椎脊髄外科（特に頚椎インストゥルメンテーション手術）。

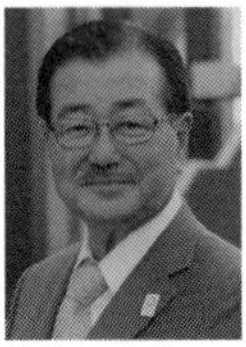

久留米大学理事長
同大学医学部
元整形外科教授

永田見生《ながたけんせい》先生

久留米大学医学部卒業後、オーストリア・インスブルック大学災害外科およびドイツ・チュービンゲン大学整形外科留学。久留米大学医学部整形外科学講師、助教授、教授、同大学病院副院長、医学部長、学長を歴任。現在は同大学理事長。日本整形外科学会名誉会員、日本骨折治療学会名誉会員、元日独整形外科学会日本側代表。日本整形外科学会専門医、日本整形外科学会認定脊椎脊髄病医、日本脊椎脊髄病学会認定脊椎脊髄外科名誉指導医、日本リハビリテーション医学会専門医・認定臨床医。専門は整形外科学、特に脊椎脊髄外科。

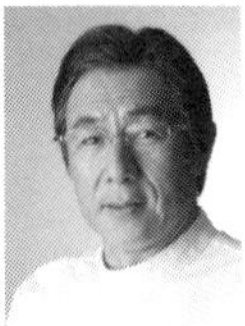

日本赤十字社
医療センター
脊椎整形外科顧問

久野木順一《くのぎじゅんいち》先生

金沢大学医学部卒業後、東京大学医学部整形外科入局。東京大学医学部附属病院、三井記念病院などを経て、日本赤十字社医療センターリハビリテーション科部長、脊椎整形外科部長、脊椎センター長、医療技術部長、副院長を務めたのち現職。日本整形外科学会専門医、日本脊椎脊髄病学会評議員・脊椎脊髄外科指導医、日本腰痛学会評議員、日本スポーツ協会公認スポーツドクター、日本障がい者スポーツ協会公認障がい者スポーツ医、国際腰椎学会(ISSLS)メンバーを務める。専門は脊椎外科（頚椎症性脊髄症、腰椎変性疾患、腰痛症、妊婦の腰痛、透析性脊椎症など）。

アレックス
脊椎クリニック
院長

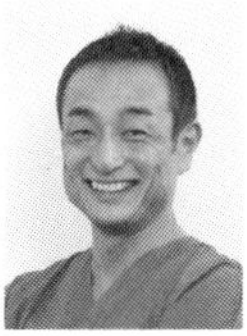

吉原《よしはら》 潔《きよし》先生

日本医科大学を卒業後、同大学整形外科に入局。帝京大学溝口病院整形外科講師、三軒茶屋第一病院整形外科部長を経て、現職。日本整形外科学会専門医、日本整形外科学会脊椎脊髄病医、内視鏡下手術・技術認定医［FESS（旧 PED）・MED］、日本脊椎脊髄病学会指導医、日本内視鏡外科学会技術認定医、スポーツドクター、全米エクササイズ＆スポーツトレーナー協会（NESTA）公認パーソナルフィットネストレーナー。脊椎内視鏡手術のスペシャリスト。国際学会で内視鏡手術の技術講演を行い、手術件数は 4,000 例を超える。

慶應義塾大学
医学部整形外科
准教授

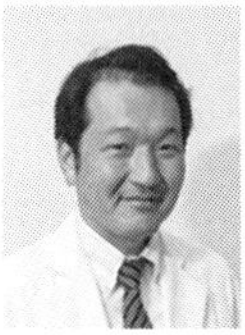

渡辺《わたなべ》航太《こおた》先生

慶應義塾大学医学部を卒業後、同大学医学部整形外科に入局。総合太田病院（現太田記念病院）、米国ワシントン大学整形外科留学、慶應義塾大学先進脊椎脊髄病治療学助手を経て現職。日本整形外科学会専門医、日本整形外科学会脊椎脊髄病医。日本脊椎インストゥルメンテーション学会評議員、日本側弯症学会評議員、日本脊椎脊髄病学会評議員を務める。脊柱管狭窄症の新しい手術法である棘突起縦割式椎弓切除術の開発者として知られる。専門は、脊椎、脊柱変形、腰椎内視鏡下手術、側弯症。

目次

第2章 首の痛みを招く原因についての疑問17……23

第3章 症状についての疑問10 …… 45

第4章 診察・検査・診断についての疑問14 …… 59

第5章 治療についての疑問7

第6章 保存療法についての疑問 8 ……91

第7章 薬物療法についての疑問 14 ……105

第8章 運動療法についての疑問18

第9章 手術についての疑問21

第1章

首の痛みについての疑問6

Q1 首の痛みに悩まされています。放置してはまずいですか？

首の痛みは、腰痛に次いで起こりやすい背骨の症状です。一説によると、日本人の約70％が一生のうちに首の痛みを経験するといわれています。

ひと口に首の痛みといっても、寝違えによる一時的な症状もあれば、頸椎《けいつい》（背骨の首の部分）の異常を原因とする病的な症状までさまざまです。大半は原因のはっきりとしない非特異性というタイプの首の痛みで、基本的には安静を心がければ自然に治ります。しかし、原因が明らかな場合は放置してはいけません。

原因が明らかな首の痛みには、いくつかの種類があります。具体的には、「頸椎症性神経根症」（Q9を参照）、「頸椎症性脊髄《せきずい》症」（Q12を参照）、「頸部脊柱管狭窄《せきちゅうかんきょうさく》症」（Q13を参照）、「頸椎椎間板ヘルニア」（Q15を参照）、「頸椎後縦靱帯骨化《こうじゅうじんたいこつか》症」（Q16を参照）、「むち打ち症（頸椎捻挫《ねんざ》）」（Q19を参照）などです。

首の痛みには、こうした病気が潜んでいる可能性があります。ですから、首に違和感を覚えたら整形外科を受診して原因を調べてください。

（山崎正志）

Q2 高齢になるほど首が痛みやすくなるのですか？

首の痛みが起こる原因はさまざまですが、最も多いのは**加齢による頸椎《けいつい》の椎間板（椎骨と椎骨の間でクッションの役目をする軟骨）の衰え**です。

年を取って背骨などが衰えることを、専門的には骨の**加齢変化**といいます。首に限らず、背骨に起こる病気の原因の大半は加齢変化によるものです。

もっとも、加齢変化は自然な老化現象であり、症状のない健康な50代の人でもX線（レントゲン）検査をすると、70％以上の人になんらかの背骨の異常を確認できます。

ですから、**中高年を過ぎると必然的に首の痛みが現れやすくなります。**特に、骨の衰えが進んでいる高齢者は要注意です。

とはいえ、若い人も首の病気と無縁ではありません。特に、椎間板の中身（髄核《ずいかく》）が外に飛び出る頸椎椎間板ヘルニアは、若年層にも多く見られる首の病気です。また、背骨をつないでいる靱帯《じんたい》（骨と骨をつなぐ丈夫な線維組織）が肥厚《ひこう》して骨のように硬くなる後縦靱帯骨化《こうじゅうじんたいこつか》症は、働き盛りの人でも発症します。さらに、外傷、腫瘍《しゅよう》、炎症（感染症や関節リウマチなど）による首の病気は年齢に関係なく起こります。（山崎正志）

Q3 頸椎症と診断されました。首がどうなる病気ですか？

頸椎症《けいついしょう》（頸椎症性神経根症・頸椎症性脊髄症《せきずいしょう》）は、頸椎の椎間板の変性（性質が変わること）によって神経が強く圧迫され、首の痛みや手のしびれ、感覚異常、運動障害、マヒ、排泄《はいせつ》障害などが現れる病気です。

脊椎《せきつい》（背骨）は、椎骨という小さい骨が積み重なって形成されており、それらの間には、首や体の重みや外部からの衝撃を吸収する椎間板という軟骨があります。この椎間板がクッションの役割を担うことでダメージが和らぎ、背骨が守られるわけです。

椎間板は、中心にゼリー状の髄核《ずいかく》があり、その周囲を線維輪という丈夫な組織が取り巻いていて、本来は弾力性に富んでいます。

ところが、年を取ると椎間板が変性して弾力性が失われたり、線維輪に亀裂が入ったり、椎骨に骨棘《こつきょく》（骨のトゲ）ができたりします。その結果、脊髄や神経根（脊髄から枝分かれした神経の根元の部分）が強く圧迫されて症状が現れるのです。ほかにも、外傷、腫瘍《しゅよう》、炎症などが頸椎症の原因になることがあります。

（山崎正志）

頸椎の構造について

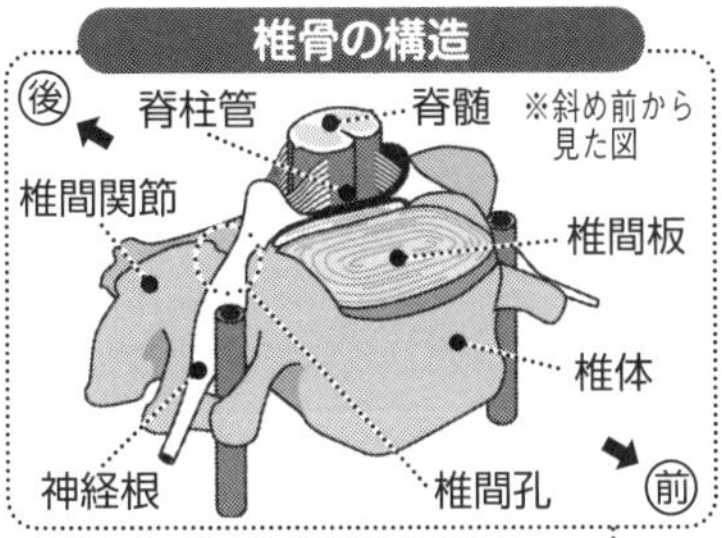

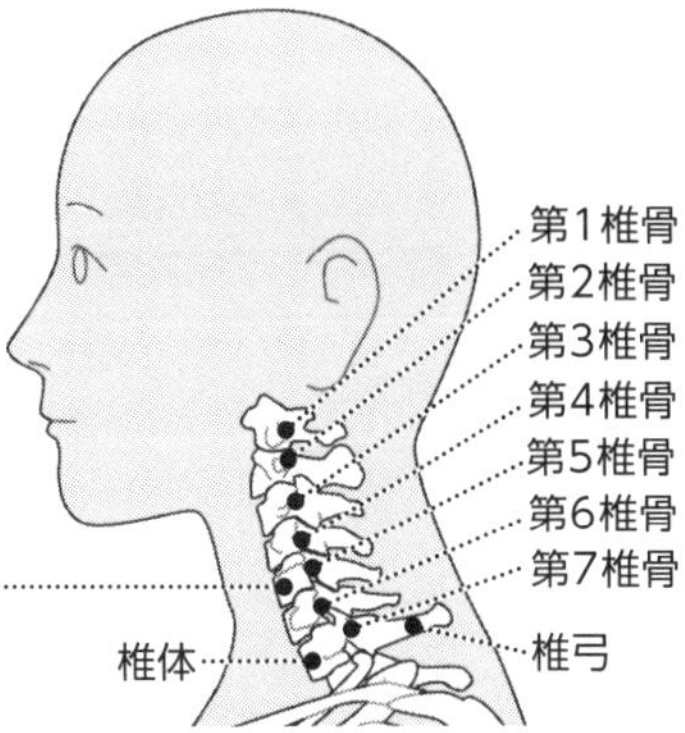

頸椎は、７つの椎骨が積み重なって形成されている。それらは、靭帯でつながり、周囲を筋肉で支えられている。

頸椎症が起こるしくみ

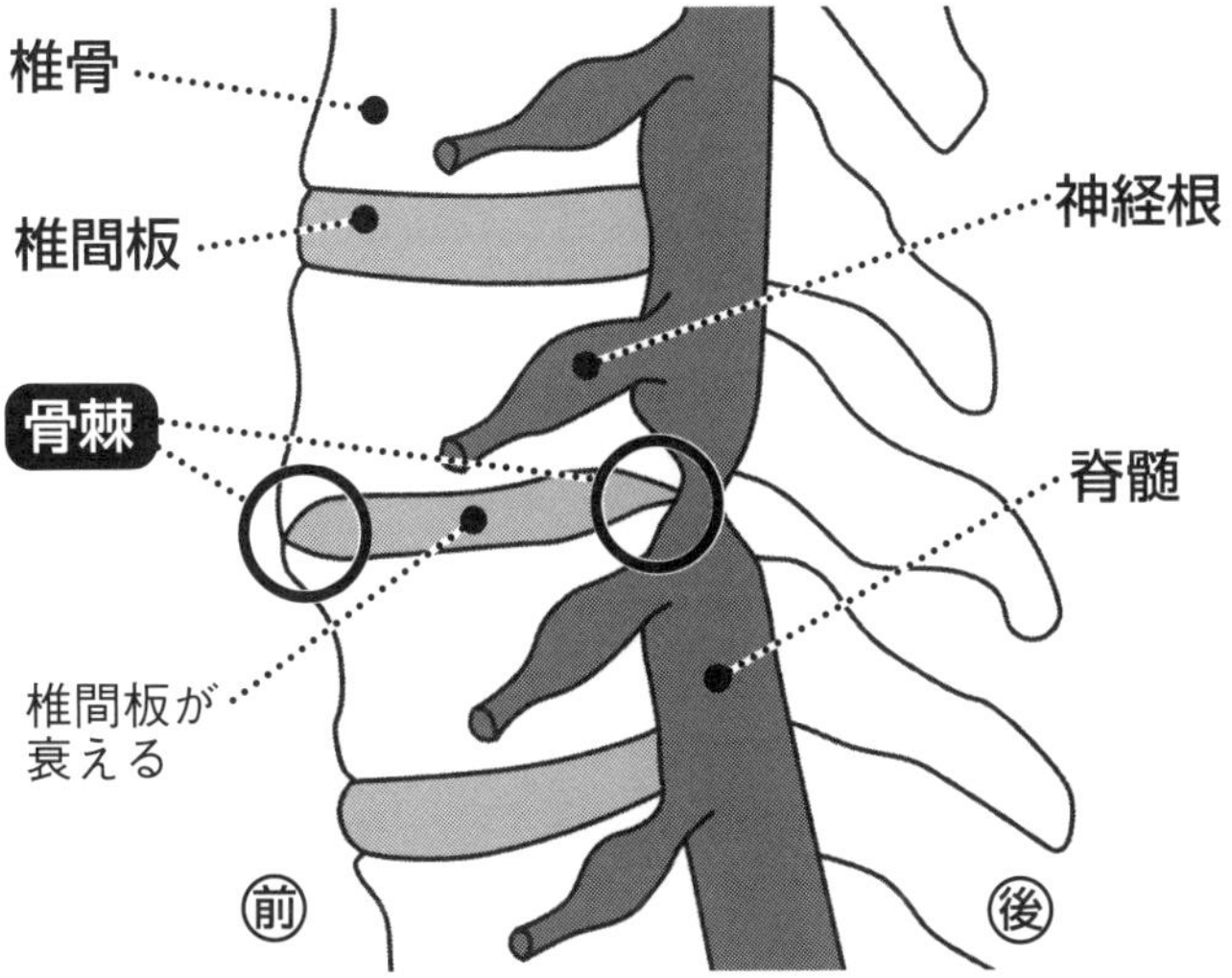

加齢などで椎間板が変性すると骨棘などが生じ、神経根や脊髄の通り道である脊柱管が狭くなる。その結果、脊髄や神経根が強く圧迫され、首の痛みや手のしびれなどの症状が現れる（Q9、Q12の図も参照）。

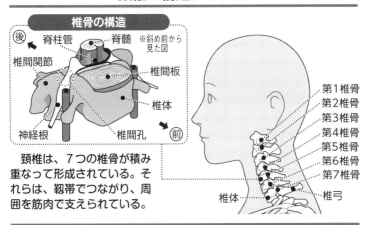

Q4

首を動かすと手がしびれるのですが、これも頸椎症ですか？

頸椎《けいつい》症で現れる症状は、「頸椎症状」「神経根症状」「脊髄《せきずい》症状」の３タイプに大別されます（上の表参照）。このうち頸椎症状は首や頭部に現れる症状で、神経根症状と脊髄症状は首だけでなく手や足にも現れる神経障害です。

首を動かしたとき、片手が痛む、あるいはしびれる場合は、神経根症状の可能性が高いでしょう。特に、神経根症状は、上を向いたり、首を後ろに反らしたりすると痛みやしびれが強く現れます。

脊髄症状の場合も、首を反らせると手のしびれが強くなることがあります。両手がしびれるなら脊髄症状が疑われます。

（山崎正志）

頸椎症で現れる症状のタイプ

タイプ	現れる症状
頸椎症状	⇒ 長時間仕事をすると首が痛む ⇒ 肩こり、頭痛
神経根症状	⇒ 首から肩、腕にかけて強い痛みが走る。特に、首を反らすと痛い ⇒ 片手が痛む、しびれる
脊髄症状	⇒ 両手がしびれる（片手だけしびれる場合もある） ⇒ 手指を伸ばしにくい、使いにくい ⇒ 下肢がしびれる。もつれる ⇒ 階段を下りにくい

Q5 首の痛みが自然によくなることはありますか？

寝違えによる一時的な首の痛みや、頚椎症《けいつい》の頚椎症状・神経根症状（Q４を参照）は、安静にしたり、保存療法（手術以外の治療法）を受けたりすれば、たいてい治ります。

ただし、頚椎の変性が進行して骨棘《こつきょく》ができたり、靭帯《じんたい》が肥厚《ひこう》したりして脊髄《せきずい》が強く圧迫され、脊髄症状（Q４を参照）が現れた場合は原因を取り除かない限り完治しません。そのため、首の痛みのほかに、足の筋力低下が著しくなったり、マヒや排泄《はいせつ》障害が現れたりした場合は、早急に手術を検討する必要があります。

ところで、頚椎椎間板ヘルニアも自然に治ることがある病気です。頚椎椎間板ヘルニアは、頚椎の椎間板の中の髄核《ずいかく》が外に飛び出て神経を圧迫する病気です。以前は腰椎に起こる椎間板ヘルニアは、手術をしなければ治らないと考えられていましたが、近年の研究で自然に溶けることがわかりました。頚椎の椎間板ヘルニアも自然に軽快する可能性があるため、手術をさけて保存療法を行うことが主流になっているのです。

症状が治るまで数週間から数ヵ月はかかるので、痛みの治療は必要になります。なお、マヒや排泄障害が現れたら手術を受けなければなりません。

（山崎正志）

Q6 頸椎症は遺伝と関係がありますか？

頸椎《けいつい》症などの首（あるいは背骨）の病気は、加齢変化が主な原因であり、ほかにも首の使いすぎ、過剰な運動、不自然な姿勢など、複数の要因が重なって発症すると考えられます。そうした要因の一つとして、遺伝との関係も指摘されています。現在、わかっているのは、**頸椎後縦靭帯骨化症《こうじゅうじんたいこつか》（Q16を参照）が遺伝と密接に関係していること**です。

後縦靭帯骨化症は、白人には比較的少ない病気で、米国における頸椎の後縦靭帯の骨化（無症状も含む）の発生率は0・12％となっています。一方、日本人の同発生率は1・8〜4・1％と顕著に高いのです。特に、近縁に有病者がいると発生率が高くなり、兄弟姉妹がともに後縦靭帯骨化症を有している確率は約30％と報告されています。

中国や韓国でも後縦靭帯骨化症の発生率が高いという報告があります。しかし、**重篤な（症状が非常に重い）マヒを生じる大きな骨化は日本人に明らかに多いとされています。**同じアジア人でも発症にかかわる病因遺伝子には違いがあるのかもしれません。

ほかにも、一卵性双生児は椎間板の変形のしかたが非常に似ていることから、後縦靭帯骨化症以外の首の病気にも遺伝が関係している可能性があります。

（山崎正志）

第2章

首の痛みを招く原因についての疑問17

Q7 首が痛む原因には、主に何がありますか？

首が痛む主な原因

タイプ	具体的な原因
加齢性	⇒ 加齢変化によって、椎間板や靭帯などが変性する
外傷性	⇒ 事故やスポーツなどで頚椎が骨折・捻挫したり、神経が損傷したりする
腫瘍性	⇒ 神経系や骨格系に脊髄腫瘍・脊椎腫瘍が生じる
炎症性	⇒ 細菌感染による化膿性炎症として、感染性脊椎炎が起こる ⇒ 関節リウマチなどによる非細菌性炎症として、リウマチ性脊椎炎、強直性脊椎炎などが起こる
その他	⇒ 骨粗鬆症、肩こり、寝違えなど

首の痛みを招く原因はさまざまですが、最も多いのは「**加齢性**」による頸椎《けいつい》の変性です。加齢以外にも「**外傷性**」によって首の骨や神経に異常が起こることもあります。

また、脊髄腫瘍《せきずいしゅよう》や脊椎腫瘍（多くの場合は転移性脊椎腫瘍）で首の神経が圧迫される「**腫瘍性**」や、細菌感染や関節リウマチなどで脊髄に炎症が起こる「**炎症性**」といった要因があることも珍しくありません。

さらに、骨粗鬆症《こつそしょう》は全身の骨密度を低下させ、肩こりは首周辺の筋肉にも影響が及ぶことから、どちらも首の痛みの原因になると考えられます。

（山崎正志）

Q8 首が痛む原因はどうすればわかりますか？

Q7でも説明したように、首が痛む原因は加齢による老化だけでなく、外傷や腫瘍《しゅよう》、炎症、あるいは骨密度の低下や筋肉のこりなど多岐にわたります。そのため、医療機関で各種検査を受けなければ、首の痛みの真の原因はわかりません。

首の痛みや手のしびれを自覚したら、「整形外科」で検査を受けてください。X線（レントゲン）やMRI（磁気共鳴断層撮影）、CT（コンピューター断層撮影）などの画像検査を受ければ、頸椎の異常が的確に映し出されます。また、血液検査を受けることで細菌感染、関節リウマチの有無もすぐにわかります。原因がわかったら、主に保存療法（手術以外の治療法）で改善を試みることになります。

もし、頸椎《けいつい》に明らかな異常があり、手術が必要と認められる場合は、脊椎《せきつい》の病気を専門的に治療する「**脊椎脊髄《せきずい》外科指導医**」の診察を受けることをおすすめします。首には、脊髄や太い血管など重要な器官が密集しているので、症状が悪化しているなら専門医の治療を受けることが肝心です。日本脊椎脊髄病学会から認定された経験が豊富な医師なら、安心して治療を受けられるでしょう。

（山崎正志）

Q9 「頸椎症性神経根症」とはどんな病気ですか?

「頸椎《けいつい》症性神経根症」(以下、神経根症と略す)は、2タイプに分かれる頸椎症の一つで、神経根(脊髄《せきずい》から枝分かれした神経の根元の部分)が障害されて発症します。

ちなみに、頸椎症のもう一つのタイプは、脊髄が障害される「頸椎症性脊髄症」(Q12参照。以下、脊髄症と略す)です。

一般的に、頸椎症の初期は神経根症であることが多く、頸椎の変形が進行するにつれて脊髄症に移行するケースが目立ちます。では、頸椎症の初期段階である神経根症は、どのように発症するのでしょうか。

頸椎は7個の椎骨《ついこつ》という小さな骨が積み重なって形成されており、椎骨と椎骨の間には椎間板(椎骨と椎骨の間でクッションの役目をする軟骨)があります。頸椎の椎間板は、首が受ける衝撃を和らげたり、首を柔軟に動かしたりする役割を担っていますが、加齢変化などで少しずつ弾力性が失われ、もろくなって亀裂が入ることが珍しくありません。すると、椎間板が変形し、椎骨に骨棘《こつきょく》というトゲのようなものができます。この骨棘が神経根を圧迫して、さまざまな症状を引き起こすのです。

神経根症が起こるしくみ

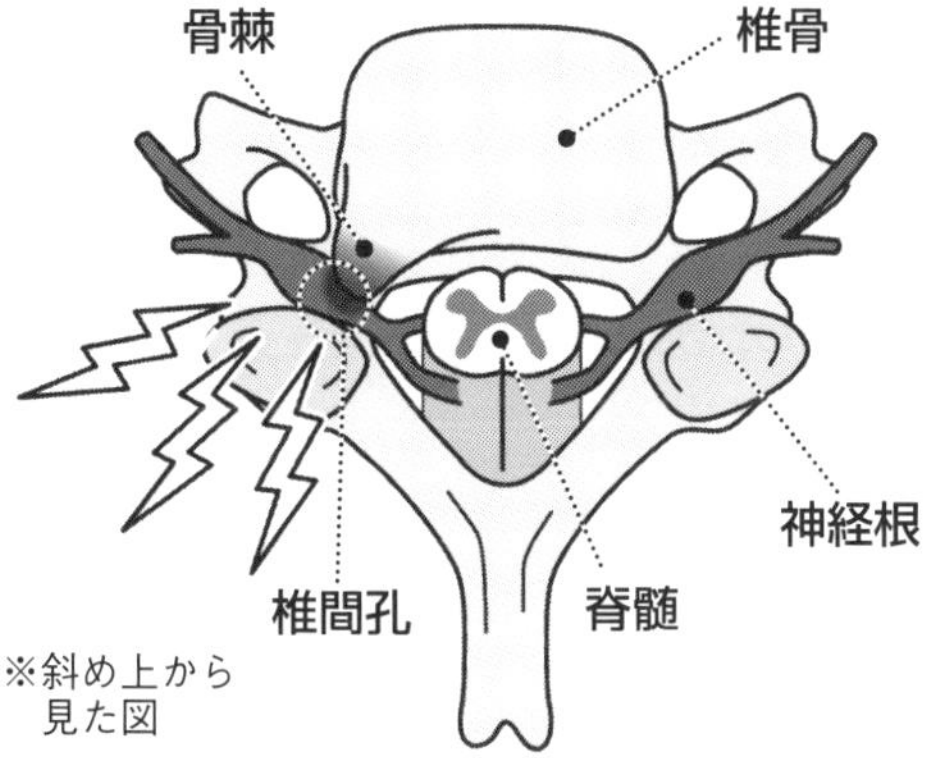

頸椎の神経根が椎骨に生じた骨棘に圧迫されることで、痛みやしびれ、感覚異常、筋力低下、上肢・手指の動かしにくさなどの症状が現れる。頸椎には左右８対の神経根があり、どれが障害されるかによって症状の現れる部位は変わる。

神経根症で現れる症状は、首・肩・腕・手など広範囲に及びます。しかも、症状の種類は、首から手にかけての痛みのほか、しびれ、感覚異常、筋力低下、上肢《じょうし》・手指の動かしにくさなど多岐にわたります。頸椎には左右8対の神経根があり、そのどれが障害されるかでしびれが現れる部位はほぼ決まっています（Q28参照）。なお、神経根症は、頸椎の椎間孔《ついかんこう》の左右から出ている神経根のどちらかが障害される場合が多く、症状は体の片側に現れます。神経根には修復力があり、首の安静を心がけて保存療法を３ヵ月ほど続ければ改善する可能性が高いといえます。

治療の柱は薬物療法で、内服薬の非ステロイド性消炎鎮痛薬や神経障害性疼痛《とうつう》治療薬、外用薬の湿布や塗り薬が用いられます。痛みが強く現れる場合には、神経ブロック（神経の周囲に局所麻酔薬を注射する治療法）を行うこともあります。

（山崎正志）

Q10 そもそも神経根とはなんですか？

神経根は、脊髄《せきずい》から枝分かれし、背骨の椎《つい》間孔《かんこう》から出て全身の末梢《まっしょう》神経につながっており、感覚と運動の情報を脳とやり取りしています（感覚神経根と運動神経根がある）。

首には、8個の椎骨（頸椎のC1～C7と胸椎のT1）の間に、左右8対の神経根があり、それらが手・腕などの感覚や運動、呼吸の働きをつかさどっているのです。

そのため、首の神経根が強く圧迫されると、手・腕の感覚や動作に異常が起こったり、呼吸がしづらくなったりします。

なお、障害される神経根ごとに症状の現れ方は異なります。

（山崎正志）

頸椎の神経根

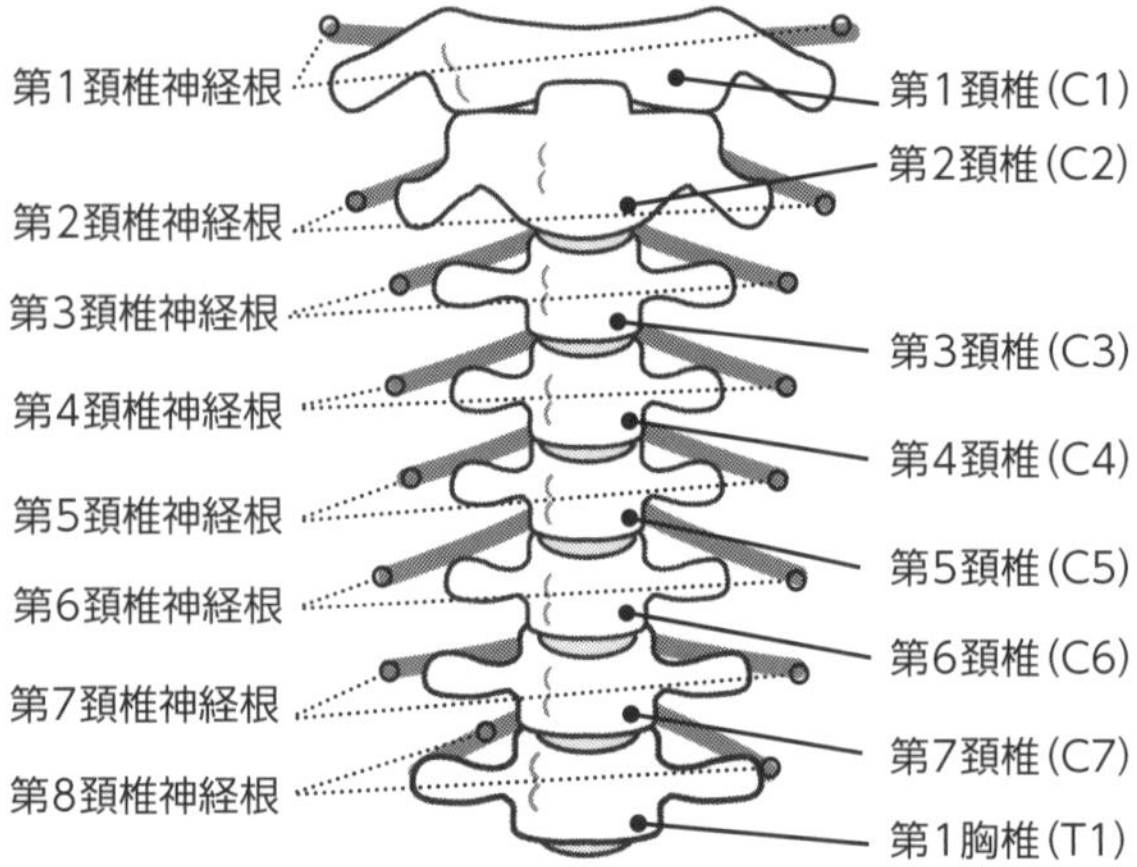

Q 11 頸椎症を発症しやすい頸椎の部位はどこですか？

頸椎症の部位別の発症頻度

頸椎の部位	神経根症（640症例）	脊髄症（202症例）
C2～C3	－	0.4％
C3～C4	－	15％
C4～C5	4％	32％
C5～C6	27％	45％
C6～C7	61％	7％
C7～T1	8％	－

※出典：神経根症はMurphey,1973より。脊髄症は国分正一医師（国立病院機構 仙台西多賀病院整形外科）の自験例より

頸《けい》椎《つい》症を発症するのは、主に第2頸椎（C2）から第1胸椎（T1）の間です。具体的には、上の表を参照してください。

神経根症の場合は、第5頸椎（C5）から第7頸椎（C7）での発症率が88％を占めており、第4頸椎（C4）より上のほうではあまり起こりません。これは、体の動きによる首への負担が、C4より下のほうにかかりやすいからではないかと考えられています。

一方、脊《せき》髄《ずい》症の場合は、C4から第6頸椎（C6）の発症率が高くなっています。これは、C4～C6間の脊柱管がほかの部位よりも狭いからでしょう。

（山崎正志）

Q12 「頚椎症性脊髄症」といわれましたが、どんな病気ですか？

「頚椎《けいつい》症性脊髄《せきずい》症」（以下、脊髄症と略す）は、2タイプに分かれる頚椎症の一つで、脊髄が障害されて発症する病気です。

Q9で説明したように、頚椎症のもう一つのタイプは神経根が障害される「頚椎症性神経根症」（以下、神経根症と略す）で、頚椎症の多くは神経根症から発症し、頚椎の変性が進行するにつれて脊髄症に移行します。頚椎の変性が進むと、椎骨《ついこつ》にできた骨棘《こつきょく》というトゲが、椎骨の後方にある脊髄も強く圧迫するようになるのです。

全身の神経の中枢である脊髄が障害されると、首・肩・腕・手だけでなく、腰から足にかけて広範囲に症状が現れるようになります。また、神経根症では左右片側の腕や手に症状が現れますが、脊髄症では両側に現れるケースが多く見られます。しかも、脊髄症で手にしびれが現れると手指を思うように動かせなくなるため、箸《はし》を使いづらくなったり、文字を書きにくくなったりします。

さらに重症化すると、症状が腰や足に及び、痛みやしびれのほか、足がマヒして歩きにくくなったり、階段の上り下りが困難になったりします。中には、尿や便が出づらくなる排泄《はいせつ》障害に陥り、ＱＯＬ（生活の質）が大幅に低下することもあります。

脊髄症の治療では、保存療法を基本とする神経根症とは違い、積極的に手術を検討することになります。というのも、脊髄の細胞は、一度破壊されたら再生しないとされているからです。脊髄症が進行するほど足のマヒや歩行障害、排泄障害などが悪化し、回復も難しくなります。ですから、症状が悪化する前に手術を受けて脊髄の圧迫を解消することが重要です。

脊髄症の手術法には、後方から脊柱管（背骨にあるトンネル状の空洞）を広げて脊髄の圧迫をゆるめる「脊柱管拡大術」、前方から脊髄を圧迫する骨棘などを取り除いて椎骨を固定する「頸椎前方除圧固定術」などがあります。症状が悪化する前に手術を決断することが大切です。（山崎正志）

脊髄症が起こるしくみ

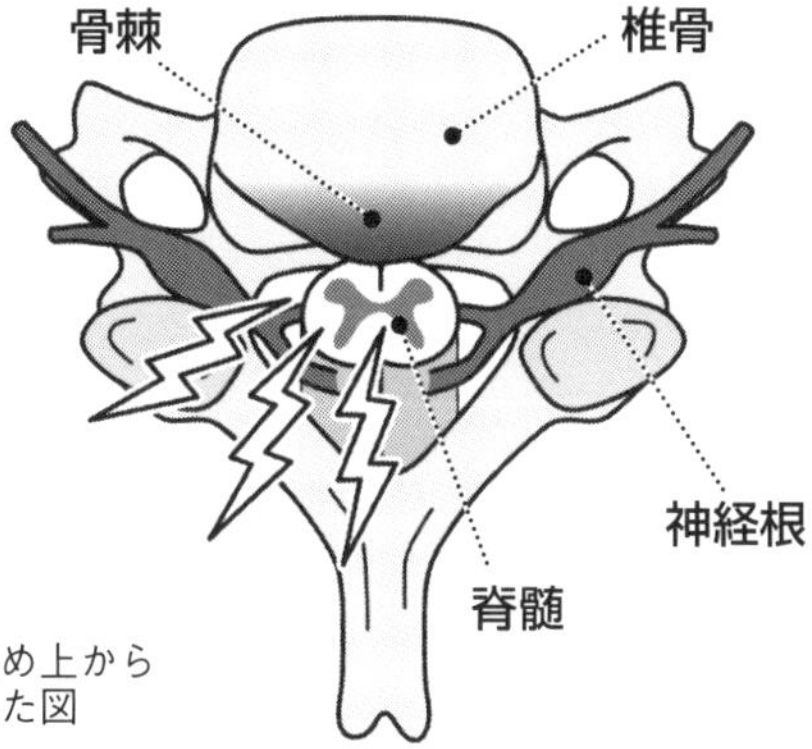

※斜め上から見た図

椎骨にできた骨棘が、椎骨の後方にある脊髄を圧迫して、首・肩・腕・手だけでなく腰から足にかけて広範囲にさまざまな症状が現れる。足のマヒや歩行障害、排泄障害が起こることもあるので、早めに手術を受ける必要がある。

Q 13 「頸部脊柱管狭窄症」といわれましたが、頸椎症とは違うのですか？

頸椎《けいつい》症と非常に似た病気に「頸部脊柱管狭窄《せきちゅうかんきょうさく》症」があります。これは、神経の通り道である頸椎の脊柱管が、椎骨《ついこつ》の変形や椎間板の変性、靱帯《じんたい》の肥厚《ひこう》など複合的な要因で狭くなり、脊髄や神経根が強く圧迫されてさまざまな症状が現れる病気です。生まれつき脊柱管が狭い先天性と、加齢や外傷などを原因とする後天性に分かれます。

いっぽう、頸椎症は、頸椎の椎骨にできた骨棘《こつきょく》というトゲ状の出っぱりが、脊髄や神経根を強く圧迫して発症します。このように病気の発症の主なしくみが違うため、頸椎症と頸部脊柱管狭窄症は、それぞれ違う診断名がつけられます。

しかし、実際は頸椎症と頸部脊柱管狭窄症の両方の病気を持っている患者さんが少なくありません。どちらが発症の主な原因であるかで診断が異なることになります。

頸椎症も頸部脊柱管狭窄症も、現れる症状は基本的に同じです。頸椎の椎間孔《ついかんこう》が狭くなって神経根が強く圧迫されたら、神経根症の症状が現れます。また、頸椎の脊柱管が狭くなって脊髄が強く圧迫されたら、脊髄症の症状が現れます。

（山崎正志）

Q 14 腰の脊柱管狭窄症の人は、首の狭窄症にもなりやすいですか？

脊柱管狭窄症《せきちゆうかんきようさく》は、頚椎《けいつい》だけでなく腰椎（背骨の腰の部分）にも起こります。これを専門的には「腰部脊柱管狭窄症」といいます。では、腰部脊柱管狭窄症にかかった人は、頚部脊柱管狭窄症にもなりやすいのでしょうか。

Q６で回答したとおり、脊椎（背骨）の病気と遺伝には少なからず因果関係があります。脊椎は首から腰までひとつながりになっているので、遺伝が原因で首と腰の脊柱管狭窄症を併発する可能性があることは否定できないでしょう。

とはいえ、脊柱管狭窄症は、生活習慣が深く関与する病気であり、首と腰では負担をかける動作や姿勢がそれぞれ違います。首に負担をかけるのは上を向いたり、下を向いたり、パソコン作業で顔を前に突き出したりすることです。一方、腰に負担をかけるのは中腰で重い物を持ったり、前かがみで座ったりすることです。

どちらにも該当したら首と腰の脊柱管狭窄症を併発することがあるかもしれませんが、ふだんから負担をかけないように気をつけることが大切です。

（山崎正志）

Q 15
「頸椎椎間板ヘルニア」とはどのような病気ですか？

「頸椎《けいつい》椎間板ヘルニア」は、頸椎の椎間板の中にあるゼリー状の髄核《ずいかく》が外に飛び出て、脊髄《せきずい》や神経根を強く圧迫する病気です。本来、髄核は、線維輪という弾力性に富んだ組織に覆われています。しかし、加齢や労働、スポーツ、姿勢の悪さなどによって椎間板が変性すると、外に飛び出ることがあるのです。症状は、首や肩の痛みのほか、神経根症状、脊髄症状（Q４を参照）が現れます。

頸椎椎間板ヘルニアが起こるしくみ

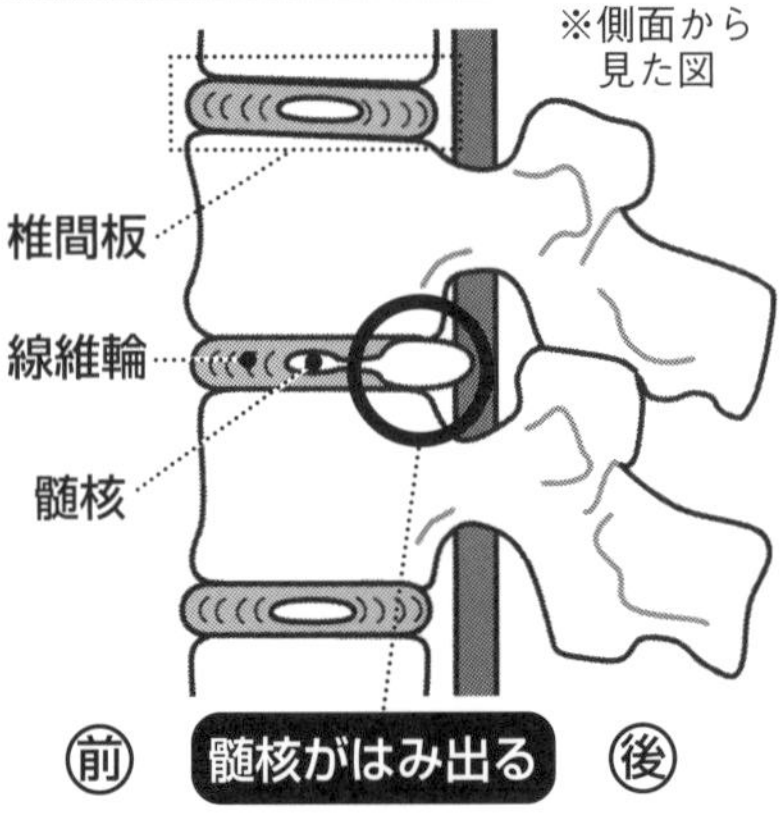

椎間板は髄核と線維輪の二重構造になっている。加齢などで線維輪の弾力性が失われると、髄核が外に飛び出て脊髄や神経根を圧迫することがある。

頸椎椎間板ヘルニアの症状は自然に和らぐことが多く、治療は保存療法が中心になります。ただし、マヒが現れたら手術を検討する必要があります。

（山崎正志）

Q16 「後縦靭帯骨化症」とはどのような病気ですか？

「後《こう》縦靭《じゅうじん》帯《たい》骨《こつ》化《か》症」は、背骨の椎骨《ついこつ》どうしをつなぐ後縦靭帯が骨化（硬く肥厚《ひこう》すること）して脊柱管《せきちゅうかん》が狭くなり、脊髄《せきずい》が圧迫される病気です。

頸椎《けいつい》だけでなく胸椎や腰椎に発症することもありますが、頸椎に好発する特徴があります。頸椎で発症した場合、専門的には頸椎後縦靭帯骨化症と診断します。

なぜ靭帯が硬く肥厚するのかについては、まだ十分に解明されていません。そのため、重症の後縦靭帯骨化症は、国から難病に指定されています。

頸椎後縦靭帯骨化症の患者さんでは、首の可動域（動く範囲）が狭くなります。靭帯の骨化は加齢とともに徐々に進行するため、首の可動域の制限も高齢になると目立ってきます。初期のころはほとんど自覚症状がありません。しかし、転倒などによる首への衝撃がきっかけとなって、一気にマヒが出現、あるいは症状が悪化することがあります。

症状が悪化すると、首や手足の痛みやしびれが現れるほか、手や指先の感覚が鈍くなる感覚障害や手の指を動かしにくくなる運動障害が起こって、箸《はし》やペンを使うことが困難になります。さらに進行すると、足がマヒして歩きにくくなる歩行障害や自力で排尿・排便することが難しくなる排泄《はいせつ》障害を招くこともあります。

首への衝撃などのきっかけがなく、徐々に後縦靱帯の骨化が進む場合は、首の痛みや肩こり、手のしびれなどが最初に現れ、しだいに重症化していきます。

頚椎後縦靱帯骨化症の症状の現れ方には特徴があります。それは、上を向く、あるいは下を向くと首や手足の痛み・しびれが強くなることです。心当たりのある人は、速やかに整形外科で治療を受けたほうがいいでしょう。初期のうちであれば薬物療法、理学療法などによって症状は軽快します。

しかし、重症化して手足のマヒや排泄障害が現れた場合は、後方から脊柱管を広げて脊髄の圧迫をゆるめる「脊柱管拡大術」や、前方から後縦靱帯を取り除いて椎骨を固定する「頚椎前方除圧固定術」などの手術を検討することになります。（山崎正志）

後縦靱帯骨化症が起こるしくみ

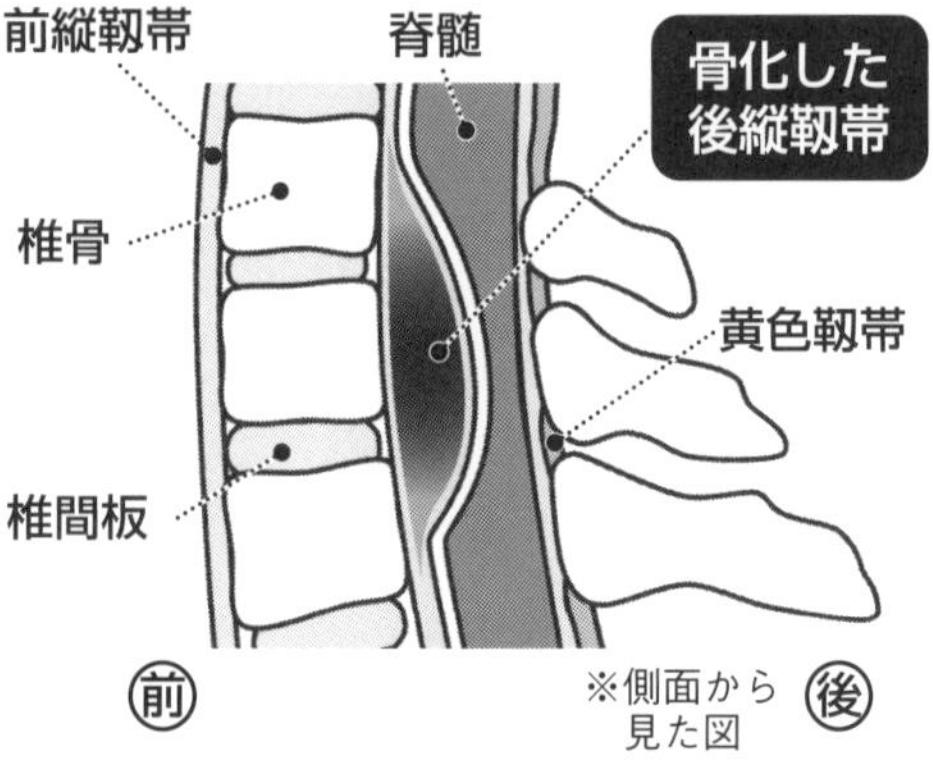

椎骨どうしをつなぐ後縦靱帯にカルシウムがたまり、骨化（硬く肥厚すること）して脊柱管が狭くなり、脊髄が強く圧迫される。首や肩、手足の痛み、感覚障害、運動障害のほか、重症化するとマヒ、排泄障害が現れることもある。

Q17 後縦靱帯は首のどこにあるのですか？

積み重なって背骨を形成する椎骨《ついこつ》どうしは、「後縦靱帯《こうじゅうじんたい》」「前縦《ぜんじゅう》靱帯」「黄色靱帯」という3種類の靱帯によって、しっかりとつながれています。

具体的にいうと、後縦靱帯は椎体《ついたい》の後ろ側を支え、前縦靱帯は椎体の前側を支え、黄色靱帯は椎弓《ついきゅう》（背骨の後方部分）どうしをつないでいるのです（Q16の図を参照）。

このうち、後縦靱帯は脊髄《せきずい》と同じ脊柱管《せきちゅうかん》の中に収まっています。そのため、後縦靱帯が骨化して厚くなると脊柱管が狭くなり、脊髄が強く圧迫されるというわけです。

実は、靱帯の骨化は後縦靱帯だけでなく、ほかの靱帯にも起こります。前縦靱帯が骨化した場合は「前縦靱帯骨化症」、黄色靱帯が骨化した場合は「黄色靱帯骨化症」といい、後縦靱帯骨化症とあわせて「脊柱靱帯骨化症」と総称されます。

前縦靱帯骨化症になると嚥下《えんげ》障害や声のかすれが起こり、黄色靱帯骨化症になると足のしびれやマヒ、歩行障害、排泄《はいせつ》障害が現れます。

脊柱靱帯骨化症は、全脊椎（頚椎《けいつい》・胸椎・腰椎）に起こりますが、3つの骨化症のうち頚椎で発症頻度が高いのは後縦靱帯骨化症です。

（山崎正志）

Q18 日本人は後縦靭帯骨化症になりやすいというのは本当ですか？

後縦靭《こうじゅうじん》帯《たい》骨化《こつか》症は、遺伝的な要因が深く関係している病気で、日本人をはじめとするアジアの人に起こりやすいという特徴があります。

厚生労働省が２００６年に行った全国調査によると、**治療を受けている頚椎《けいつい》後縦靭帯骨化症の患者数は約2万3000人程度と推計されています。**これは、日本人の全人口の約０・０１８％に当たります。国際的な診断基準はあいまいなので正確な調査や比較は難しいのですが、頚椎の後縦靭帯が骨化を起こす頻度は、上の表のようになっています。このことからも、日本人は頚椎後縦靭帯骨化症にかかりやすいといえそうです。

要因として遺伝のほかに、生活習慣もかかわっているのではないかと考えられます。

（山崎正志）

頚椎の後縦靭帯骨化の発生頻度

国　名	発生頻度
日　本	1.8 ～ 4.1%
中　国	0.2 ～ 1.8%
韓　国	0.95%
アメリカ	0.12%
ドイツ	0.10%

※表中の発生頻度は無症状の人も含む
※出典：「患者さんのための頚椎後縦靭帯骨化症ガイドブック 診療ガイドラインに基づいて」（南江堂）

Q19 「むち打ち症」が治りません。原因はなんですか？

「むち打ち症」（頚椎捻挫《けいついねんざ》）は、交通事故やスポーツなどで首に強い衝撃を受けたあとに痛みが現れる病気です。ただし、頚椎の椎間板や靱帯《じんたい》の損傷は伴いません。損傷がある場合は、頚椎脱臼《だっきゅう》、頚椎骨折などと診断され、むち打ち症とは区別します。

むち打ち症の主な症状は首の痛みです。首の筋肉を傷めているだけなら、頚椎カラーの装用や、非ステロイド性消炎鎮痛薬の服用によって２～３週間程度で治ります。

しかし、椎間関節（椎骨どうしを連結する関節）が損傷している場合は首の痛みが３～４ヵ月も続くことがあります。また、首の周囲は自律神経（意志とは無関係に内臓や血管の働きを支配する神経）の要所なので、そこが障害を受けると、肩こり、頭痛、吐きけ、めまい、耳鳴り、不眠といった不定愁訴《しゅうそ》（原因不明の体調不良）が現れます。

むち打ち症の患者さんは、「首の痛みや頭痛がなかなか治らない」と訴えるケースが多く見られます。そのような人は椎間関節が損傷していたり、自律神経が乱れていたりする可能性が高いでしょう。なお、交通事故によるストレスは自律神経を乱しやすいので、回復にはリラックスして心を平静に保つことも大切です。（山崎正志）

Q20 頸椎や脊髄の異常を自分でチェックする方法はありますか？

頸椎《けいつい》の異常を見逃していると、多くの場合、頸椎症性神経根症から頸椎症性脊髄症《せきずいしょう》（以下、脊髄症と略す）へと移行します。その結果、重症化して手足のマヒや排泄障害《はいせつしょうがい》を招きかねません。重症化を防ぐためにも、頸椎に異常はないか、神経障害が脊髄まで及んでいないかを知ることが重要になります。

そこで、頸椎症が疑われる人におすすめしたいのが「10秒グーパーチェック」（左ページを参照）です。脊髄症になると、両側性の症状が現れ、両手の指を同時に曲げ伸ばしすることが困難になります。このチェック法では両側性の症状の有無を調べるため、両手で同時にグーパーすることを10秒間くり返します。その結果、20回以下しかできない場合は脊髄症の疑いありと判定されます。

また、日本整形外科学会が発表している「頸椎症性脊髄症の判定基準」（左ページを参照）も参考になります。正常な人は17点満点ですが、13点未満の人は明らかに日常生活に支障のある状態といえます。

（山崎正志）

10秒グーパーチェックのやり方

両腕をまっすぐに伸ばし、両手のひらを下に向けて、指を握ったり開いたりする動作を素早く10秒間くり返す。「握る・開く」を1回として、何回できたか数える。

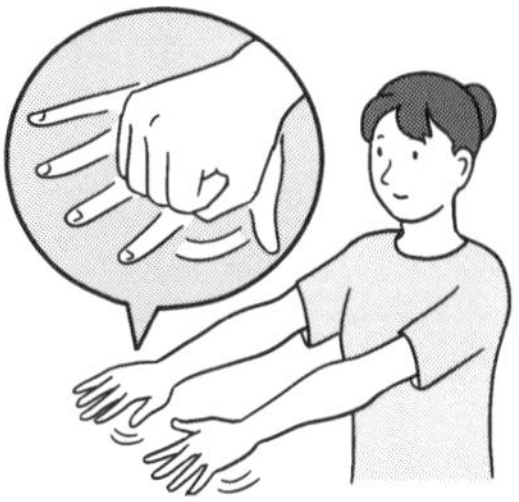

診断

10秒間に20回以下しかできない場合は頸椎症性脊髄症の可能性がある。

頸椎症性脊髄症の判定基準（日本整形外科学会、一部改変）

1 運動機能

❶上肢（手と腕）
⇒箸またはスプーンを用いても食事ができない（0）
⇒スプーンを用いて自分で食事できるが、箸ではできない（2）
⇒箸を用いて日常食事をしているが、ぎこちない（3）
⇒正常（4）

❷下肢（足）
⇒歩行できない（0）
⇒平地でも杖または支持を必要とする（1）
⇒平地では杖または支持を必要としないが、階段ではこれらを必要とする（2）
⇒平地・階段ともに杖または支持を必要としないが、ぎこちない（3）
⇒正常（4）

2 感覚機能

❶上肢（手と腕）
⇒明確な感覚障害がある（0）
⇒軽度の感覚障害またはしびれがある（1）
⇒正常（2）

❷体幹（体の中心部）
⇒明確な感覚障害がある（0）
⇒軽度の感覚障害またはしびれがある（1）
⇒正常（2）

❸下肢（足）
⇒明確な感覚障害がある（0）
⇒軽度の感覚障害またはしびれがある（1）
⇒正常（2）

3 膀胱機能

⇒尿閉（排尿できない）、尿失禁（0）
⇒高度な排尿障害（残尿感、尿もれなど）（1）
⇒軽度な排尿障害（頻尿、開始遅延）（2）
⇒正常（3）

1～3にある各項目の質問に答え、（　）内の点数を合計してください。

1～3の合計点が、脊髄症の度合いを表します。最高は17点。最高点に近いほど日常生活に支障が少ないことになります。

1　点＋2　点＋3　点＝　点

Q 21 ストレートネックといわれましたが、首の痛みと関係がありますか？

「ストレートネック」とは、頸椎《けいつい》の自然なカーブ（弯曲《わんきょく》）がなくなり、まっすぐになった状態を指します。最近は、若い人を中心にストレートネックになる人が急増しており、首の症状を招く原因の一つとして問題視されているのです。

本来、首は、横から見たときにゆるやかなS字状のカーブを描いて前弯《ぜんわん》（前方に弯曲すること）しています。そのおかげで、頸椎は、体重の10分の1程度もある頭の重みを分散しながら支えています。しかし、ストレートネックになると頭の重みをうまく分散できなくなります。その結果、特定の椎骨《ついこつ》に大きな負担がかかって**首や肩の痛みやこり、不眠や頭痛、めまい、うつ気分など、さまざまな症状を招くことがあるのです。**

ストレートネックの人が急増している背景に、パソコンやスマートフォンの普及が関係していると考えられています。操作のために下を向く姿勢を長時間続けると、頸椎の前弯が失われてまっすぐになることがあるからです。ですから、パソコンやスマートフォンの使いすぎには気をつけましょう。

（山崎正志）

Q 22 ネコ背だと首の病気になりやすいですか？

ネコ背がクセになると、腰椎《ようつい》に大きな負担がかかって腰痛を招きやすくなることはよく知られています。では、ネコ背が頸椎《けいつい》に与える影響はどうでしょうか。

頸椎を構成する7個の椎骨《ついこつ》は、横から見るとS字状のカーブを描いて前弯《ぜんわん》（前方に弯曲すること）しています。この前弯が失われると、頸椎がまっすぐ（ストレートネック）になって首にさまざまな症状が現れやすくなることは、Q21で説明したとおりです。

日常的にネコ背の姿勢を取っている人は、頸椎が後ろに引っぱられた状態になって物理的なストレスがかかります。その結果、頸椎の前弯が失われてストレートネックになるだけでなく、後弯（後方に弯曲すること）に変形してしまう恐れもあります。

頸椎症が重症化して手術が必要になる人は、ストレートネックや後弯変形を起こしていることが多いので、ネコ背は首の病気を招く遠因といえるでしょう。

ネコ背のクセは、一朝一夕に改められるものではありませんが、背すじを伸ばすことを心がけるだけでも頭の重心が体の中心に近づき、頸椎にかかる物理的なストレスを減らすことに役立ちます。

（山崎正志）

Q23 寝違えと頸椎症は違うのですか?

「寝違え」は、睡眠をとって目覚めたときに首の後ろから肩にかけて痛みが現れる症状です。痛みの程度はまちまちですが、激痛で首を動かせないこともあります。

寝違えは頸椎症《けいついしょう》とは違い、骨の異常が原因で起こるわけではなく、実際に画像検査を行っても神経根や脊髄《せきずい》の圧迫といった所見はありません。

正確な発症原因は明らかではありませんが、就寝中に同じ姿勢を取りつづけたことによる筋肉の阻血《そけつ》（血液の供給が不足すること）や疲労、頸椎の後ろ側の椎間関節を覆っている関節包の炎症によるものではないかと考えられています。

基本的に、寝違えは首・肩に痛みを自覚してから数時間から数日で自然に治ります。

セルフケアとしては、市販の湿布薬（非ステロイド性消炎鎮痛薬の成分が含まれているタイプ）を首・肩の痛い部位に貼《は》って安静を心がけることが大切です。

なお、首・肩の痛みがなかなか治らず、手足のしびれや運動障害を伴っている場合は、頸椎症や頸椎椎間板ヘルニアなどの首の病気を併発している可能性があります。そのような人は、整形外科で頸椎の検査を受けてください。

（山崎正志）

第3章

症状についての疑問10

Q24 首を後ろに反らすと痛みます。どんな原因が考えられますか？

首を反らしたときに痛みが現れる場合は、その症状が安静時にもあるか、反らしたときだけの症状か、首と同時に肩や手に痛みやしびれを感じるか、さらに、その痛みの程度が重要です。激痛でなければ、原因は「変形性頸椎《けいつい》症」（加齢変化）が最も疑われます。また、肩や手にもしびれを感じたら、神経学的な診察の結果、「頸椎症性神経根症」か「頸椎症性脊髄《せきずい》症」の場合もあります。

特に、頸椎症性神経根症の人は、首を大きく反らすと神経根の通り道である椎間孔《ついかんこう》の狭窄《きょうさく》が強くなり、神経根が圧迫されて症状がひどくなります。さらに、首を反らすことで痛みだけでなく、腕や手のしびれ、筋力低下、感覚障害を生じることもあります。ですから、頸椎症性神経根症の診断を受けている場合は、顔を上に向ける動作（首を反らす）に気をつけることが、症状悪化を防ぐための重要なポイントになります。

なお、頸椎症性脊髄症や頸椎椎間板ヘルニア、頸椎後縦靱帯骨化症《こうじゅうじんたいこつか》の人も、首を反らしすぎると痛みやしびれが悪化することがあるので要注意です。

（永田見生）

Q 25 下を向くと首が痛みます。どんな原因が考えられますか？

下を向いたときに首の痛み、あるいは手足のしびれが現れる場合は、頸椎後縦靱帯《けいついこうじゅうじんたい》骨化症《こっかしょう》（Q16を参照）の可能性が考えられます。

本来、後縦靱帯は、頸椎の7個の椎骨《ついこつ》をつないでいる線維組織ですが、骨化（肥厚《ひこう》して硬くなること）すると脊柱管《せきちゅうかん》（背骨の中にあるトンネル状の空洞で神経の通り道）が狭くなり、首の可動域（動く範囲）が制限されて動きが悪くなります。そのため、動きの悪い首を前に曲げたり、ねじったりすると首の痛みが強く現れるのです。

ただし、後縦靱帯骨化症の人は、下を向いて首を前に曲げたときだけでなく、後ろに反らしたときにも症状が現れることがあります。

一定の方向に首を動かすと痛みが現れるからといって、どのような病気であるとは一概にはいえません。首の痛みには頸椎の変性以外に腫瘍《しゅよう》、炎症、肩こり、寝違えなどの原因（Q７を参照）が考えられます。症状が出て2～3日経過しても改善しない場合は整形外科で検査を受け、原因を特定させることが肝心です。

（永田見生）

Q26 頸椎の異常による手のしびれはいつまで続くのですか？

頸椎《けいつい》の異常による手のしびれは、神経根が障害されているか（頸椎症性神経根症など）、脊髄《せきずい》が障害されているか（頸椎症性脊髄症など）で、症状の経過は大きく違います。

まず、神経根が障害されて現れる手のしびれは、頸椎を安静に保ち、保存療法（内服などの手術以外の治療法）を受ければ、たいていの症状は軽快します。治るまでに数ヵ月以上かかることもありますが、日常動作に支障がなく、我慢できる程度の症状であれば、それほど心配することはないでしょう。

次に、脊髄が障害されて現れる手のしびれは、原因である骨棘《こつきょく》やヘルニア、肥厚《ひこう》した靱帯《じんたい》などを取り除かなければ改善は期待できません。この状態を放置すると脊髄が損傷し、手足がマヒして全く動かなくなることがあるので要注意です。そのため、脊髄が障害された場合は、重症度と原因によりますが、手術を検討したほうがいいでしょう。

脊髄の障害によるしびれは治りにくく、手術を受けてもスッキリと解消するわけではありませんが、四肢《しし》の運動マヒによる寝たきりを防ぐ最善の手段です。（永田見生）

Q 27
指がもつれてよく動かない感じですが、検査を受けたほうがいいですか？

「指がもつれる」「手を握れない」「指を伸ばせない」などの手指の運動障害の原因は、頸椎《けいつい》の異常による神経障害が多いです。脊髄《せきずい》の障害の場合は、上肢《じょうし》だけでなく下肢のマヒが起こることもあるので、症状を察知したら整形外科で検査を受けてください。

ただし、手指の運動障害を招く原因は、頸椎の異常以外にもいくつかあります。

第一に、外傷を負って指がもつれるようになった場合は「手に分布する神経損傷」の可能性が高いでしょう。前腕（ひじから手）や手のひら、指の末梢《まっしょう》神経をケガで損傷すると、手指の運動障害、感覚障害が起こることがあります。

第二に、小指や薬指にしびれが現れて変形し、マヒするようなら「肘部管《ちゅうぶかん》症候群」が疑われるでしょう。肘部管症候群は、加齢に伴うひじの変形、スポーツ障害、ひじにできたガングリオン（ゼリー状の腫瘤《しゅりゅう》）が主な原因で、ひじの内側を通っている尺《しゃっ》骨《こつ》神経が圧迫されたり、牽引《けんいん》されたりすることで起こります。

こうした手や腕の病気が現れた場合も、整形外科で治療を受けてください。（永田見生）

Q28 手や腕に現れる症状で、首のどこに異常があるかわかるとは本当ですか？

頚椎《けいつい》には左右8対の神経根があり、それらのどれが障害されるかによって、症状の現れる部位や症状が変わります（左ジペーの図を参照）。

頚椎の各神経根は、腕や手指まで伸びる末梢《まっしょう》神経となり、それぞれ支配している働き（運動・感覚など）や領域が違います。そのため、8対ある神経根のいずれかが障害されると、一定の部位に特徴的な症状が現れます。

8対ある頚椎の神経根のうち障害されやすいのは、主に第5頚椎神経根よりも下の部分です。特に、頚椎症性神経根症では、第6～7頚椎神経根の障害による場合が多く見られます（Q11を参照）。これは、首の負担が頚椎の下部にかかりやすいからです。

例えば、第6頚椎神経根が障害されると、手首を反らしにくくなったり、親指、人さし指からひじにかけて前腕の親指側にしびれが現れます。また、第7頚椎神経根が障害されると、ひじを伸ばせなくなったり、中指にしびれが現れたりします。

こうした神経根症状が現れるのは、主に左右どちらか片側のみになります。これは、

神経根の障害と手指のしびれの関係

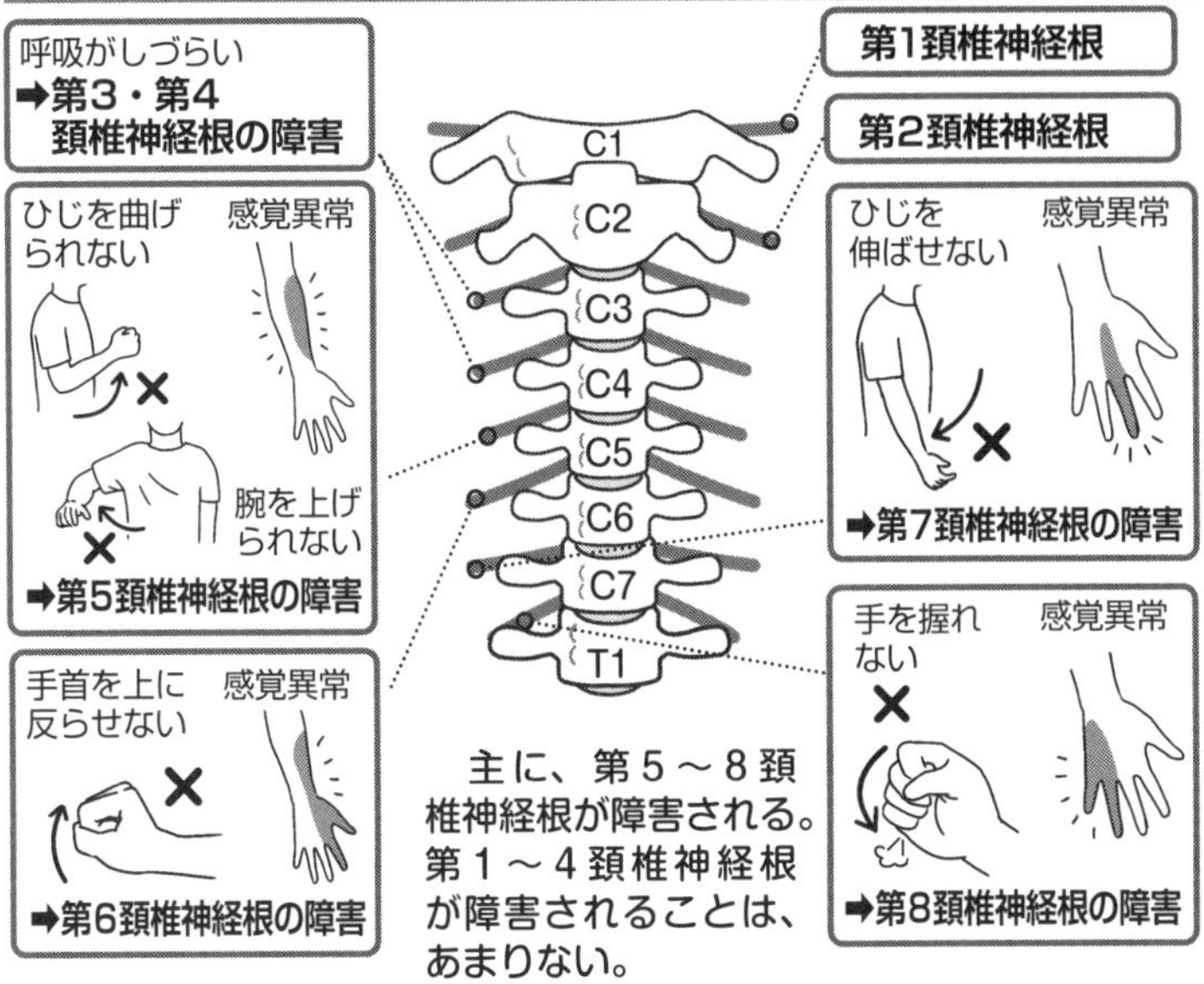

主に、第５～８頸椎神経根が障害される。第１～４頸椎神経根が障害されることは、あまりない。

神経根が左右それぞれ別の椎間孔《ついかんこう》から出ており、どちらか一方のみ障害されることが多いからです。

ですから、背骨を中心として脊髄《せきずい》の右側から枝分かれしている神経根が障害されたら、右腕や右の手指にしびれなどの症状が現れます。また、脊髄の左側から枝分かれしている神経根が障害されたら、左腕や左の手指にしびれなどの症状が現れることになります。

首の痛みのほかに腕や手の運動障害、手指のしびれがある人は、上の図を参考にして症状の原因となる障害がどこにあるのか自己チェックしてみるといいでしょう。（永田見生）

Q29 頸椎症で現れる初期症状には主にどんなものがありますか？

頸椎《けいつい》症の初期に現れる症状は、「頸椎症状」（Q４を参照）です。頸椎症では、先行する椎間板の変性があり、椎間板が狭くなって動きが悪くなり、椎体の角に骨棘《こつきょく》が形成されます。それにより、ごく初期から現れる症状としては首の痛みや肩こりが圧倒的に多く、そのほか、頭痛、目の症状、耳鳴り、めまいなどが起こることもあります。

寝違えなら起床直後から首が痛みますが、頸椎症の場合は、朝起きたときは具合がよくても、仕事や家事をやっているうちに首すじが痛みだすという特徴があります。

また、頸椎症で頭痛や目の症状（眼精疲労・かすみ・痛みなど）、耳鳴り、めまいといった不快症状が起こるのは、頸椎が頭部の下にあることと関係しています。

頸椎症を原因とする神経障害は、最初に頸椎症性神経根症を発症し、しだいに頸椎症性脊髄症へと進行する場合もあります。ですから、頸部の症状（首の痛みや肩こり、頸部の運動時痛）のほかに手のしびれや運動障害、感覚障害といった上肢《じょうし》の症状（Q28を参照）も初期のころから現れます。

（永田見生）

Q30 頚椎症が進行すると、どんな症状が現れますか？

頚椎《けいつい》症を原因とする神経障害は、最初に頚椎症性神経根症（以下、神経根症と略す）を発症し、しだいに頚椎症性脊髄《せきずい》症（以下、脊髄症と略す）へと進行する場合と、最初から脊髄症状が出現する場合があります。頚椎症の症状は、神経根症では「首・肩・後頭部→腕・手・指（主に片側）」、脊髄症では「腕・手・指（主に両側）→下肢《かし》（主に両側）→膀胱《ぼうこう》・直腸」の順に症状の範囲が広がり、重症化していき、頚椎の過度な運動や軽微な頚部の外傷が症状の重症化につながることが多いです。

神経根症で現れる症状はほとんどが片側性ですが、脊髄症になると腕・手・指の痛みやしびれ、運動障害、感覚障害が両側性になり徐々に進行する場合が多く、下半身にも症状が及んでマヒや排泄《はいせつ》障害が起こることもあります。

まず、腕・手・指の症状が両側性になると、箸《はし》や食器を持てなくなるので食事が困難になったり、字を書きにくくなったり、ボタンの掛けはずしができなくて衣服の脱ぎ着が難しくなったりして、日常生活に支障をきたします。

頸椎症の進行に伴って現れる脊髄症状

症状のタイプ	現れる症状
腕・手・指の症状 ※主に両側に現れる	⇒ 食事のときに箸をうまく使えない ⇒ ペンを使って字をうまく書けない ⇒ 小銭をつかめない ⇒ ひもを結べない ⇒ ボタンの掛けはずしができない ⇒ 腕・手・指がマヒして動かない
下肢の症状 ※主に両側に現れる	⇒ 足がもつれて転倒しやすい ⇒ 早歩きができない ⇒ 階段の上り下りに手すりが必要。または上り下りができない（特に、下りが苦手） ⇒ 歩行が困難になる ⇒ 下肢がマヒして動かない
排泄障害	⇒ 尿が出にくい ⇒ 尿に勢いがない ⇒ 残尿感がある ⇒ 頻尿、尿もれ、失禁が起こる ⇒ 自力で排尿・排便ができない

次に、下肢に症状が及ぶと階段の上り下りが難しくなったり、歩行障害に陥ったりします。さらに、症状が膀胱や直腸に及ぶと、排泄障害が起こります。

最終的に、脊髄が損傷するほど重症化すると、手足がマヒして動かなくなってしまうのです。

ですから、脊髄症状が認められたら早期に手術を決断することが肝心です。ただし、脊髄症状が長く続き、歩行不能に陥るほど重症の場合は、手術を受けて歩けるようになっても健康な状態に戻ることは困難で、症状が残るケースが多く見られます。（永田見生）

Q 31 頚椎椎間板ヘルニアではどんな症状が現れますか？

頚椎椎間板《けいついついかんばん》ヘルニアは、頚椎の椎間板の中心にある髄核《ずいかく》というゼリー状の組織が外に飛び出て、神経根や脊髄《せきずい》を強く圧迫する病気です（Q15を参照）。そして、髄核がどの方向に飛び出るかによって症状の現れ方が違ってきます。

髄核が斜め後ろに飛び出て神経根を圧迫した場合は、首・肩の痛みやこりのほか、腕・手・指にかけての放散痛やしびれ、運動障害、感覚障害が現れます。初期の痛みは強烈で、発症から２～３週間でピークを迎え、その後は鈍い症状が残ります。

一方、髄核が真後ろに飛び出て脊髄を強く圧迫した場合は、首・肩の強い痛みやこりのほか、上肢《じょうし》や下肢に両側性の痛みやしびれ、運動障害、感覚障害が現れたり、手足のマヒや排泄《はいせつ》障害に陥ったりする、いわゆる脊髄症を起こすことがあります。

いずれの場合も頚椎を斜め後方や後方に反らせると腕・手・指の痛みやしびれが強く現れる特徴があります。そのため、痛みがひどい時期は、頚椎カラー（Q56を参照）を装用したりして首をあまり動かさず、安静を心がけることが大切です。（永田見生）

Q32 後縦靱帯骨化症ではどんな症状が現れますか？

頚椎後縦靱帯骨化症《けいついこうじゅうじんたいこつか》は、頚椎の脊柱管《せきちゅうかん》の中で椎骨《ついこつ》（椎体）どうしをつなぎ、椎体の後方に存在する後縦靱帯が骨化《こつか》（肥厚《ひこう》して硬くなり最終的に骨になること）し、主に脊髄《せきずい》が強く圧迫される病気です（Q16を参照）。

骨化した後縦靱帯は、腫瘍《しゅよう》のようなものではありません。ふつうの骨と変わらない硬い塊です。ですから、後縦靱帯骨化症は、神経の通り道である脊柱管の中で骨が増殖し、そのために脊柱管が狭くなる病気といい換えてもいいでしょう。

頚椎で後縦靱帯の骨化が起こると、**第一に首の可動域（動く範囲）が制限され、首すじに痛みやこりが生じるようになります。**ただし、こうした首の不調は病気でなくても起こるので、気にしない人や症状が軽く気づかない人も多いようです。

第二に、頚椎の神経（主に脊髄）が骨化した後縦靱帯により強く圧迫され、手足に**神経症状が現れるようになります。**最初に現れるのは、手指のしびれ、感覚障害で、しだいに腕が痛くなるほか、細かな指先の動き（手の巧緻《こうち》運動という）が困難になります。

脊髄症状が進行する場合は、手指のしびれとともに足の指先など下肢のしびれも現

頚椎後縦靱帯骨化症で起こりやすい症状

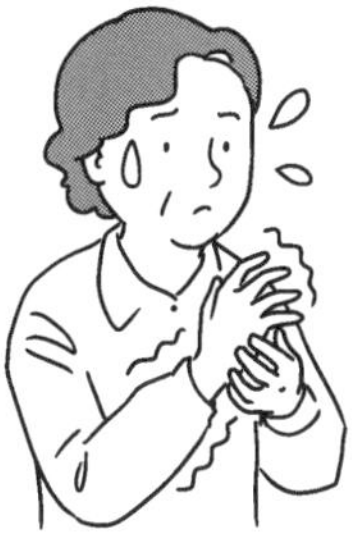

●手指のしびれ

最初は手指がしびれる程度だが、徐々に細かな指先の動きが困難になる。

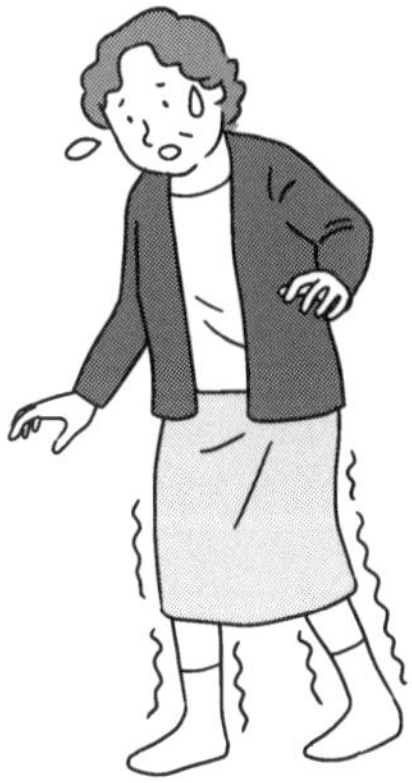

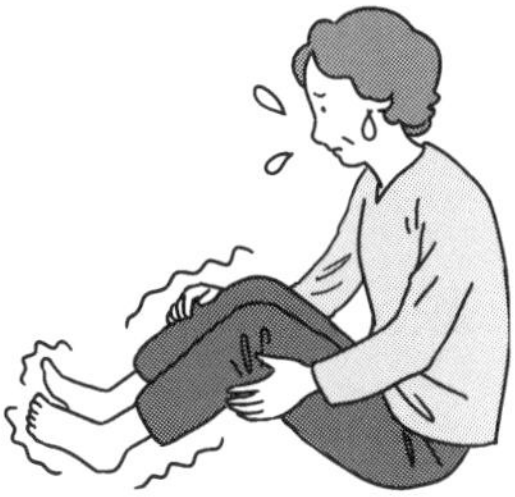

●下肢のしびれ

手指だけでなく、下肢や足指にもしびれを感じたり、感覚障害が現れたりする。

●下肢の運動障害

足がふらふらして歩きにくくなり、やがて歩行困難に陥る。

れます。足のしびれが悪化すると足裏の感覚が鈍くなり、足もとがふらふらするなどの運動障害が起こって、歩行困難に陥るケースも少なくありません。

さらに重症化すると、手足のマヒや排泄《はいせつ》障害を招くことがあり、そうなったら手術を受ける必要があります。

頚椎後縦靱帯骨化症の症状は、長い年月をかけて進行し、よくなったり、悪くなったりをくり返しながら、徐々に脊髄症状が強く現れるようになります。病気の進行はゆっくりしていますが、転倒して首に衝撃を受けたりすると、急に手足が動かしにくくなるなど重症化することがあるので注意してください。

（永田見生）

Q33 頭痛や耳鳴りも頸椎症と関係がありますか？

頸椎症《けいつい》になると、首の痛みや手足のしびれのほか、頭痛やめまい、耳鳴りといった不快症状が現れることがあります。これは、後頸部交感神経系（後述）が障害されたことによる「バレリュー症候群」が原因と考えられています。

バレリュー症候群は、自律神経（意志とは無関係に内臓や血管の働きを支配する神経）のバランスが乱れて交感神経（体を活発に働かせる神経）の優位な状態が続き、不定愁訴《しゅうそ》（原因不明の体調不良）が現れる病気で、自律神経失調症とも呼ばれています。

今のところ、バレリュー症候群が起こるしくみは、まだ十分に解明されていません。おそらく、首の後ろは自律神経の要所であることから、その部位から分岐している神経（後頸部交感神経系）が頸椎症によって悪影響を受けると、首の筋肉の血流が悪化して頭痛やめまい、耳鳴りが起こるのではないかと推察されます。

バレリュー症候群の治療法としては、星状神経節（のどの左右にある交感神経節。上半身の血流をつかさどる）への神経ブロック（神経の周囲に局所麻酔薬を注射する治療法）が効果的であるといわれています。

（永田見生）

第4章

診察・検査・診断についての疑問14

Q 34 首に痛みを感じたら、どの診療科を受診すればいいですか？

首の痛みは、首すじだけではなく、後頭部から背中の上部、肩まわりなど広い範囲に及ぶことがあり、痛みやしびれのほか、重だるさ、こり、不快感など、さまざまな症状が現れます。首の痛みの原因の多くは、姿勢の悪さや、長時間同じ姿勢で作業したりすることで起こる筋肉疲労ですが、そればかりではありません。

頸椎《けいつい》症や頸椎椎間板ヘルニア（椎間板とは、椎骨と椎骨をつなぐ軟骨組織）、頸椎後《こう》縦靱帯骨化《じゅうじんたいこっか》症（靱帯とは、骨と骨をつなぐ丈夫な線維組織）といった首の病気でも同じような症状が起こります。また、肩関節周囲炎（五十肩）や胸郭《きょうかく》出口症候群（Q43を参照）などの肩の病気でも首に痛みを感じることがあるほか、内臓の病気でも首に異常を感じることがあるのです。

首に痛みを感じたら、まずは整形外科で診察を受けて、原因の病気を特定することが肝心です。そして、必要に応じて専門とする診療科を受診してください。痛みが我慢できない場合には、ペインクリニックを選択するのもいいでしょう。（久野木順一）

Q35 診察のとき医師に症状をどう伝えればいいですか？

痛みを人に伝えるのは難しいことですが、痛む部分や部位などを文字や簡単な図などでメモしておき、受診時には、そのメモを見ながら問診に答えるといいでしょう。

●どこにどんな症状があるか（首の後ろがしびれる、首から右腕に痛みが走るなど）

●どういうときに痛みが強くなるか（上を向くとき、首を横に曲げるとき、手を上げたとき、寝ていても痛いなど）

●首だけではなく、手や足には症状はないか。運動・排尿障害などはないか

●症状が出はじめたのはいつごろか。最初に痛みやしびれのあった部位はどこか

●その後の変化（症状は変わらないか、月ごとに悪化はしていないか、よくなったり悪くなったりはしていないかなど）

●不自由になった動作はないか（下を向けない、階段を下りられない、箸《はし》でものがつまめないなど）

また、つらいこと・困っていることがあれば、相談してください。（久野木順一）

Q 36

頸椎症などの首の痛みには、どんな検査が行われますか？

医師が重視するのが「**問診**」と「**身体所見**」です。身体所見とは診察室での動作やふるまいのことで、患者さんが診察室へ入ってくるようすで、医師は大まかな変化をつかみます。例えば歩き方がおかしければ脊髄《せきずい》まで冒されている疑いがあります。首の傾き、首の振り方でもある程度の変化は読み取れます。

そして、問診の内容や身体所見と合わせた診断の裏づけを取るために画像検査が行われます。**画像検査**は、X線（レントゲン）検査のほか、MRI（磁気共鳴断層撮影）などが行われ、身体所見と画像検査の結果が一致した場合に診断が確定します。

そして、次に行うのが「**疼痛誘発テスト**《とうつう》」です。患者さんは、診察時に必ずしも痛みやしびれを感じているわけではありません。そこで、刺激を与えて反応を見るのです。疼痛誘発テストにはさまざまな種類があります。Q38でジャクソンテスト、Q39でスパーリングテストを紹介しているので参考にしてください。そのほか、筋力低下や腱《けん》反射、筋肉の緊張度を調べることもあります。

（久野木順一）

整形外科で行われる主な検査

診察室へ

↓ 患者さんが部屋に入ってくるところから医師の観察が始まる。

問診

↓ 患者さんの自覚症状、いつからどの部位にどのような症状が現れて、現在はどのような症状があるか、といった経過などを質問する。

身体所見

↓ 医師が見たり触ったりして「他覚的所見」を集める。以下の疼痛誘発テストを行うこともある。

・ジャクソンテスト……患者さんの首を横に曲げ、頭部を圧迫したときの痛みの出現を確認する。
・スパーリングテスト…患者さんの首を後ろに反らし、頭部を圧迫したときの痛みの出現を確認する。

画像検査

↓ 問診の内容や身体所見の結果とあわせた診断の裏づけを取るために行われる。レントゲンが基本で、ほかの画像検査も必要に応じて追加される。

・Ｘ線（レントゲン）検査…………骨の状態や位置関係を調べる。
・ＭＲＩ（磁気共鳴断層撮影）……体内の断面像を撮影できる。縦・横・斜めなど、あらゆる方向の画像化が可能。
・ＣＴ（コンピュータ断層撮影）…断層画像が得られる。関節や厚みのある骨、複雑な骨の検査に適している。

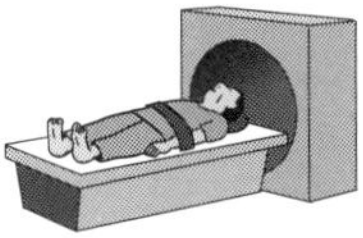

必要に応じて追加検査

↓ 疑われる病気に応じて、血液検査などを追加する。

診断

Q 37 レントゲンやCT、MRIなどの検査で何がわかりますか？

画像検査は、問診と診察から予想した診断の裏づけを取るために行われます。そのさいに基本となるのがX線（レントゲン）検査です。一般にX線検査は、骨の状態を調べるのに適しています。骨の並びや弯曲《わんきょく》の状態、形の異常がわかります。また、骨と骨の間が狭くなっていれば、椎間板がつぶれていることもわかります。

さらにくわしく調べる必要がある場合には、MRIやCT（コンピュータ断層撮影）が行われます。MRIは、磁気を利用して体内の断面像を撮影する検査です。縦・横・斜めなど、あらゆる方向の画像化が可能で、また、X線検査ではわかりにくい骨に囲まれた部位でも撮影できます。椎間板や神経の状態も確かめられます。

CTは、X線検査で輪切りにするように撮影して、コンピュータで断層画像を得る検査法です。関節や厚みのある骨、複雑な形の骨の検査に適しています。

なお、画像で背骨の変形や神経への圧迫が見られても、それが症状を引き起こしているとは限らないことがしばしばあります。

（久野木順一）

Q38 「ジャクソンテスト」とはどんな検査ですか？

ジャクソンテストとは

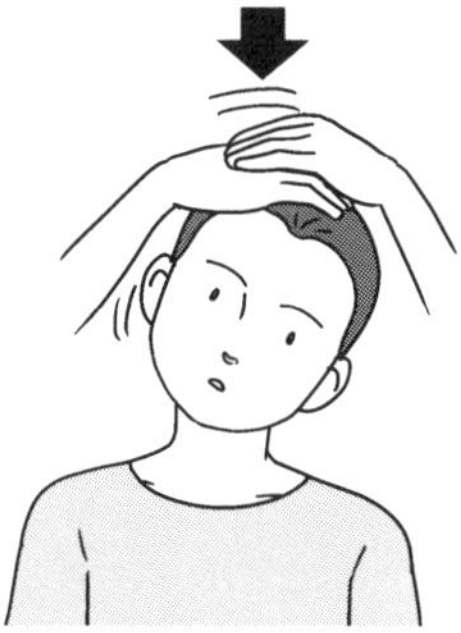

首を横に曲げ、患者さんの頭部を圧迫する。首や腕に痛みやしびれが出れば、頸椎の障害が疑われる。

ジャクソンテストとは、疼痛《とうつう》誘発テストの一種です。患者さんは、必ずしも診察時に痛みがあるとは限らず、ときには痛みが治まっていることもあります。そこで、刺激を与えることで、どの部分にどの程度の痛みを感じるかを調べて診察に役立てるものです。ジャクソンテストは、体を動かしたときどのような症状が出るかを調べるテストです。

やり方は、上の図のように、**首を横に曲げ、患者さんの頭部を圧迫します**。首をやや反らしながら、頭を斜め後ろに曲げることもあります。首や腕に痛みやしびれが出れば、頸椎《けいつい》の障害が疑われます。神経根障害（神経根とは、脊髄《せきずい》から枝分かれした神経の根元の部分）や脊髄障害でも、痛みが現れます。

（久野木順一）

Q39 「スパーリングテスト」を行うと何がわかりますか？

スパーリングテストもジャクソンテスト（Q38を参照）と同様、疼痛誘発《とうつう》テストの一種です。

脊椎《せきつい》（背骨）の内部には脊柱管《せきちゅうかん》という脊髄《せきずい》の通り道があり、左右に枝分かれした神経根が伸びています。神経根に障害がある場合、**首を反らした状態で患者さんの頭部を押すと**、その神経根の支配領域である首や腕に痛みやしびれが現れます。頸椎症《けいつい》や頸椎椎間板ヘルニアなどの神経根障害や脊髄障害でも、症状が現れます。

疼痛誘発テストには、このほか、息を止めて力んだときに痛みが生じるかを確かめる「バルサルバ・テスト」や、頭を後ろに倒して痛みの状態を調べる「頚部伸張テスト」などもあります。（久野木順一）

スパーリングテストとは

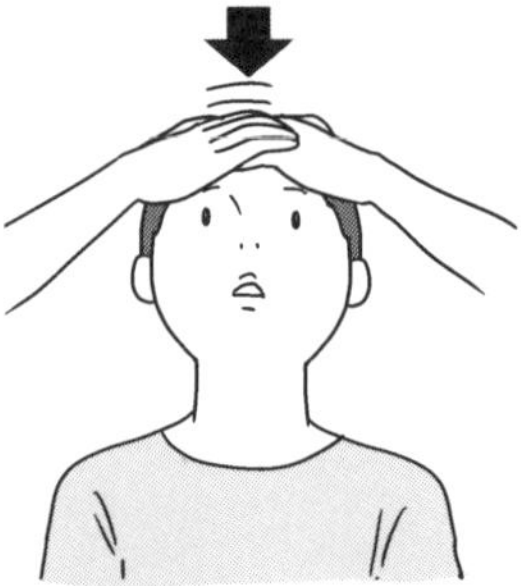

首をやや反らした患者さんの頭部を圧迫する。

Q40 頚椎の動きで首の障害部位がわかりますか？

首は、うつむく、反らす、顔を左右に向けるなど、いろいろな方向に動かすことができますが、この動きで首の障害部位がある程度予測できます。

首の動きの大きな特徴は、頭を左右に回せるということでしょう。これは、7つある椎骨《ついこつ》のうち、上から1番めの椎骨（環椎）と2番めの椎骨（軸椎）が特別な形をしているためです（68ページの図を参照）。環椎と軸椎は、頭蓋骨《ずがいこつ》と脊椎《せきつい》をつなぐ役割をしています。また、体軸に垂直な回旋《かいせん》運動を可能にしています。そのため、ここが変形すると、首が左右に回りにくくなります。

第3頚椎《けいつい》以下の骨は、ほぼ同じ形をしています。そして、第2頚椎以下の椎体と椎体の間には軟骨からできている椎間板があり、椎体を結びつけると同時に、クッションの役割を果たしています。また、後方の上下の椎弓《ついきゅう》（椎骨の後部）の間には関節（椎間関節）があり（68ページの図を参照）、首を曲げたり、後ろに反らしたり、ひねったりできます。ここが変形すると、首が前後に動きにくくなります。このように、頚椎の動きで、首の障害部位が推測できるのです。

（久野木順一）

第1頸椎と第2頸椎の形

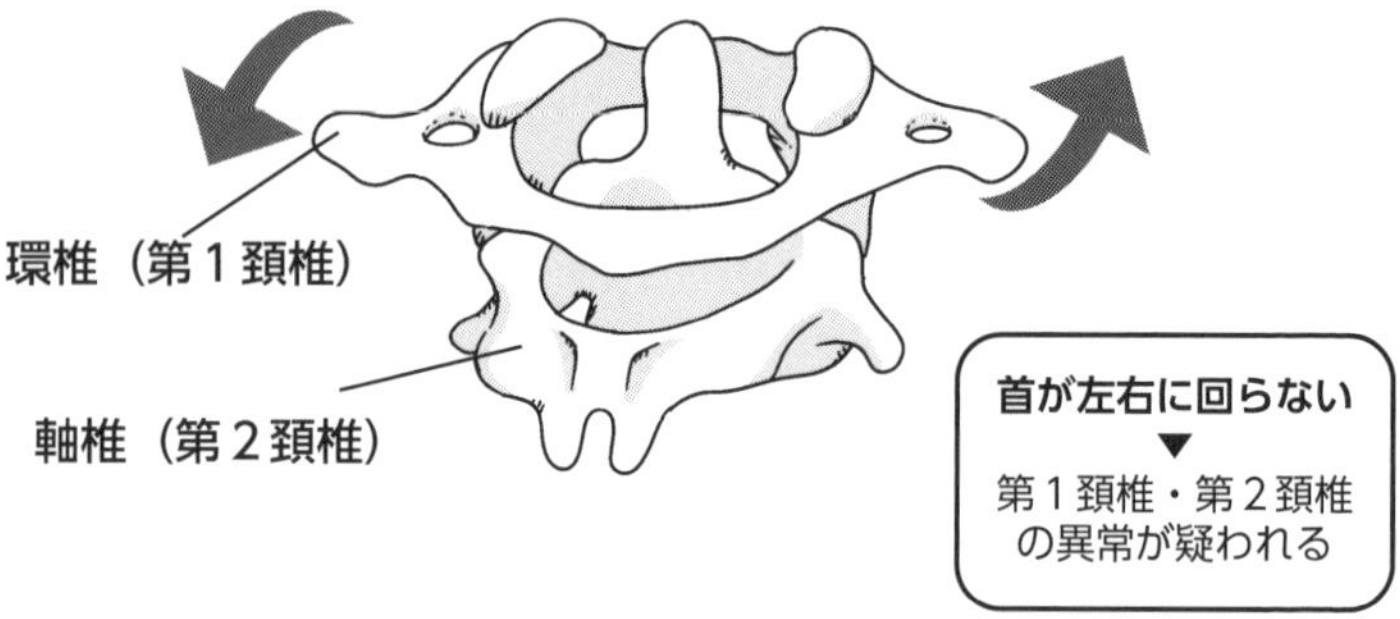

第3頸椎より下の頸椎の形

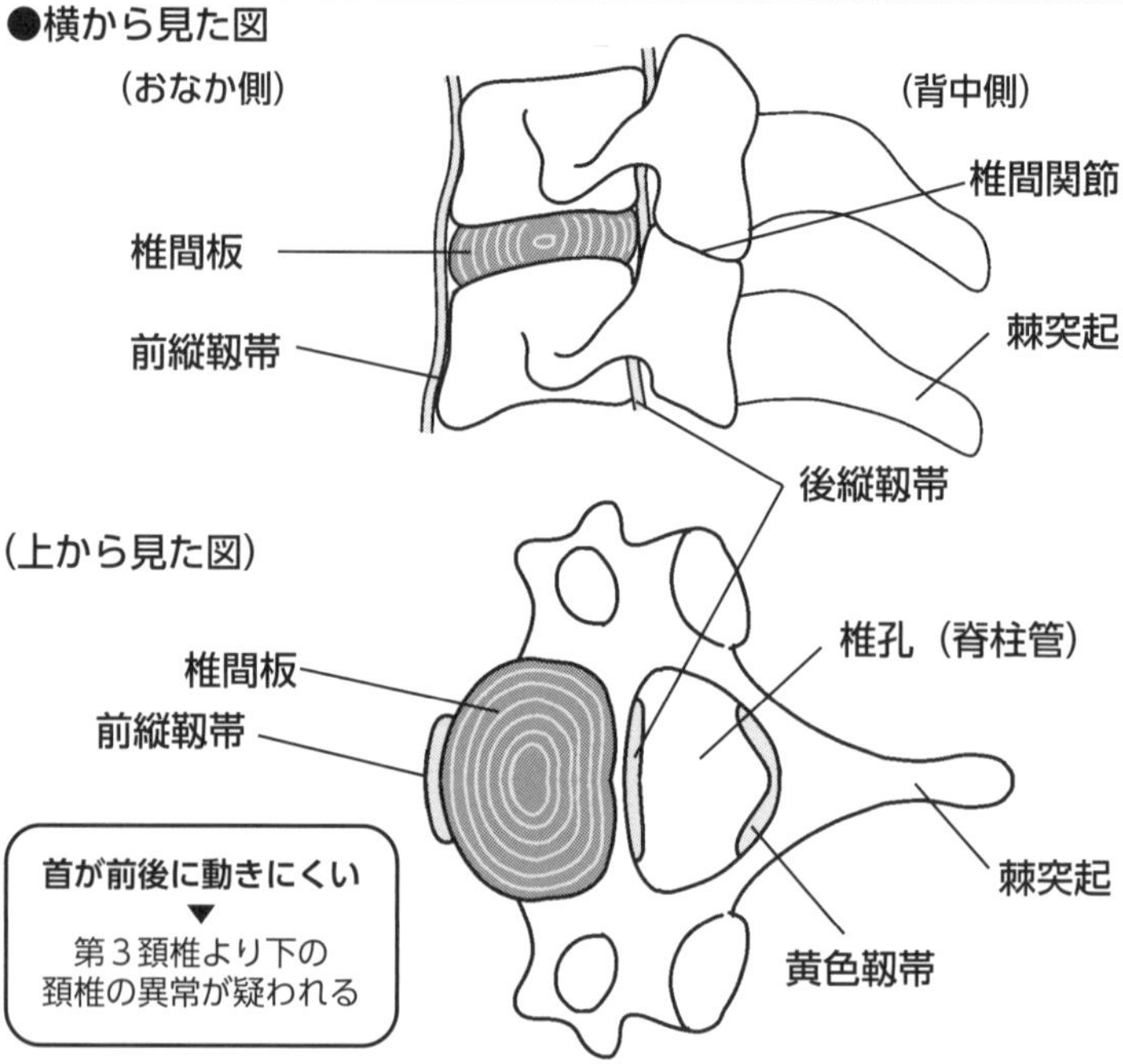

Q41 首や肩の痛みの原因は「頚肩腕症候群」といわれました。どんな病気ですか？

整形外科では、首や肩の痛みを訴える患者さんに対して、まず、頚椎《けいつい》や肩関節に異常がないかを調べます。また、内臓の病気でも首や肩に症状が現れることがあるので、その可能性も確認します。

その結果、特に病気は見つからず、首や肩、背中の筋肉の疲労が見られた場合には、「頚肩腕症候群《けいけんわんしょうこうぐん》」と診断します。仰々しい病名ですが、**いわゆる「肩こり」のことで、ほとんどの場合、心配する必要はありません。**

パソコンなどのデスクワークで同じ姿勢を長時間続けていると、首や肩の周辺の筋肉が疲労して硬くなったり緊張したりします。すると、血行不良になって乳酸などの疲労物質が筋肉内に蓄積し、こりや痛みが現れるのです。このこりや痛みが原因で姿勢が悪くなると、さらに筋肉が緊張して、症状が悪化するという悪循環に陥ります。ふだんの生活を見直して、姿勢を正したり、作業の合間に運動したりするなどの工夫をして予防することが肝心です。

（久野木順一）

Q42 頸肩腕症候群と頸椎症にはどんな違いがありますか？

Q41でも述べたように、頸肩腕《けいけんわん》症候群とはいわゆる肩こりのことです。
一方、頸椎《けいつい》症は、加齢によって頸椎に起こる病気の一つです。頸椎症でも症状として首や肩、後頭部（首の後ろ）にこりが現れることがありますが、頸肩腕症候群との見分け方は、**上を向いたときに首の痛みが強くなることです。**

また、**症状が徐々に悪化していくことも頸椎症の特徴です。**変形した骨が神経根（脊髄《せきずい》から枝分かれした神経の根元の部分）を圧迫するようになれば、首から肩、腕へと強い痛みやしびれが走るようになったり、手の痛みやしびれが現れたりする「神経根症状」（Q４を参照）が起こるようになります。そして、脊髄を圧迫した場合には、手がしびれたり手指が思うように動かせなくなったりします。進行すると、足がしびれるなどの歩行障害や、排尿の異常といった「脊髄症状」が現れるようになります。脊髄症状が現れ、保存療法（手術以外の治療法）が無効で症状が進行する場合には、手術療法が行われます。

（久野木順一）

Q43 手のしびれの原因は「胸郭出口症候群」といわれました。どんな病気ですか？

「胸郭出口《きょうかくでぐち》」とは、鎖骨《さこつ》（胸の上部に左右1本ずつあって、胸骨と肩甲骨《けんこうこつ》をつなぐ骨）と第一肋骨《ろっこつ》（いちばん上の肋骨）とのすきまのことをいいます。胸郭出口は、神経や動脈・静脈の通り道になっており、なんらかの理由で狭くなると、そこを通る神経や血管が圧迫され、首や肩、腕にさまざまな症状が現れます。神経や血管が圧迫される部位により、「斜角筋症候群《しゃかくきんしょうこうぐん》」「肋鎖症候群《ろくさしょうこうぐん》」「小胸筋症候群《しょうきょうきんしょうこうぐん》（過外転症候群）」に分けられます。このほか、先天性の奇形で頚椎から肋骨のように伸びた骨が神経や血管を圧迫する「頚肋症候群《けいろくしょうこうぐん》」があり、これらを総称して「胸郭出口症候群」と呼びます。

症状として多いのは、腕から手にかけての痛みやしびれです。肩や首のこりや痛み、腕の重だるさを訴える人もいます。血管が圧迫されている場合には、血流が悪くなって、手指が冷たい、指先に潰瘍《かいよう》ができる、脈拍が弱くなるといった症状が現れることもあります。20～30代の女性やなで肩の人に多く、また、教師や理・美容師など、腕を上げた状態で仕事をする人に多く見られます。最近では、ひじを浮かせてパ

胸郭出口症候群とは

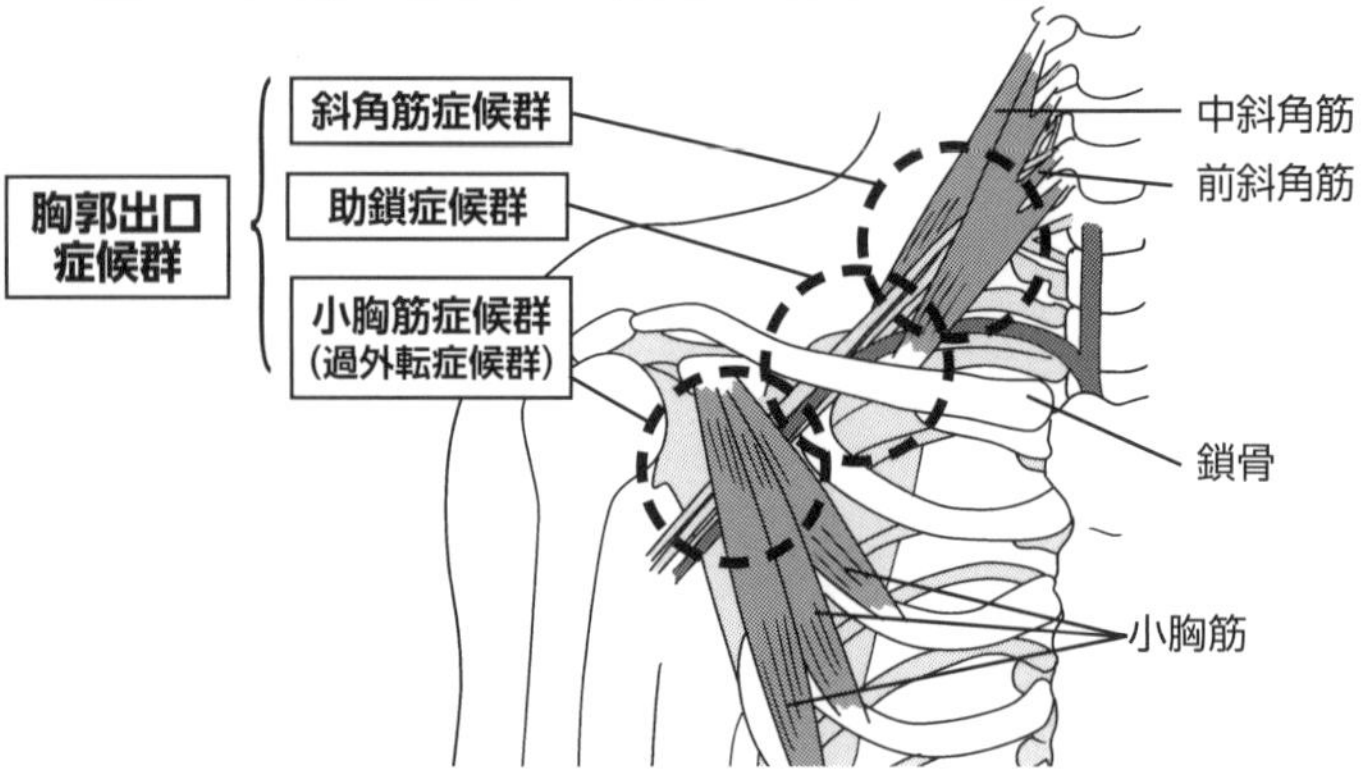

ソコン作業をする人にも多く見られるようになりました。これらの場合、腕を上げていると胸郭出口がより狭くなって症状が出やすいので、できるだけ腕を上げない姿勢を取ることが肝心です。

診断には、問診をはじめ、感覚や握力の検査を行うほか、首を回旋《かいせん》させたり腕を上げたりして神経や血管が圧迫されやすい体勢を取り、症状を確認するテストが行われます。一人でも判断できる「ルーステスト」もあります。やり方も含めてQ44で解説しています。

治療は、痛みを抑えるための消炎鎮痛薬による薬物治療が中心で、筋肉の緊張を和らげる筋弛緩《しかん》薬が使われることもあります。運動療法としては、壁に対して腕立てふせを行う要領で両手で壁を押すのが有効です。1回20回の壁押しを朝昼晩行ってください。

（久野木順一）

Q 44 胸郭出口症候群と頚椎症の見分け方はありますか？

ルーステストのやり方

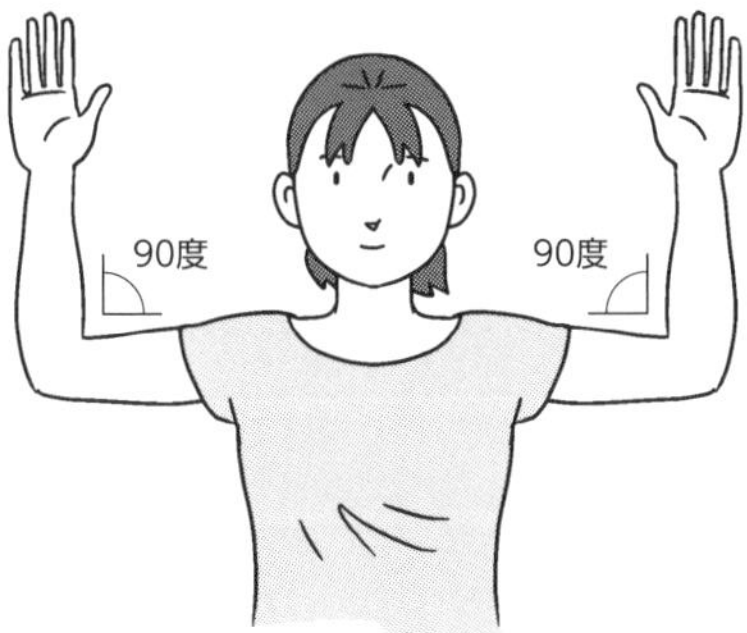

両ひじを 90 度に曲げたまま、両腕を水平に上げて、そのまま 3 分間保つ。3 分間保てない場合は、胸郭出口症候群が疑われる。

「頚椎症《けいついしょう》」も「胸郭《きょうかく》出口症候群」も、肩や首のこり、肩から手にかけて痛みやしびれが現れるなどの共通した症状が多く見られます。

この2つの病気を見分けるには、自分でも判断できる「ルーステスト」がおすすめです。

やり方はいたって簡単です。上図のように、両ひじを90度曲げたまま、両腕を90度外側に3分間上げるだけのテストですが、手指にしびれが強いと長く上げていられません。3分間保てないようなら、胸郭出口症候群の疑いがあるので、整形外科で適切な治療を行ってください。

（久野木順一）

Q45 脊髄が障害を受けると、次はどうなりますか？

脊椎《せきつい》（背骨）の内部には、脳から続く中枢《ちゅうすう》神経である脊髄《せきずい》が通っています。この脊髄が頚椎《けいつい》の部分で障害を受けるのが「頚椎症性脊髄症」です。この「脊髄障害」の症状は広い範囲に及びます。

初期には、手指にしびれや感覚が鈍くなるといった感覚障害が体の片側に現れることもありますが、やがて両側の手指がしびれるようになります。さらに、しびれとして感じるよりも、字が書きにくい、箸《はし》でものがつかめない、ボタンの掛けはずしがうまくできない（巧緻《こうち》運動障害という）ことから、異常に気がつく人もいます。

脊髄障害が進むと、症状は下肢《かし》にも広がるようになります。足がしびれる、階段を下りにくい、平地でもうまく歩けないといった歩行障害が現れます。頻尿や尿もれ、残尿感、便秘といった排泄《はいせつ》障害が現れることもあります。治療を受けてもこれらの症状が改善せず、運動マヒや筋力低下が現れてきた場合には、手術が検討されます。脊髄障害は、放置すると回復が難しくなります。疑わしい症状があったら、できるだけ早く整形外科を受診してください。

（久野木順一）

Q46 転んだら寝たきりになるといわれました。本当ですか？

高齢者が転倒して大腿骨《だいたい》などを骨折すると、寝たきりのきっかけになりやすいことはご存じのことでしょう。頚椎後縦靱帯骨化症《こうじゅうじんたいこつか》（Q16を参照）を患っている人もまた、転倒の衝撃から脊髄《せきずい》障害（Q45を参照）を起こしやすいとされています。

ある調査によると、後縦靱帯骨化症の患者さんの約20％が、転倒などの外傷がきっかけとなって症状が現れたり悪化したりしていると報告されています。また、頚髄《けいずい》（首の部分の脊髄）損傷を起こした人の頚椎《けいつい》を調べてみたところ、約８・５％の高い率で後縦靱帯骨化が発見されたという調査もあります。つまり、頚椎に後縦靱帯骨化が起きている人は、転倒などの外傷によって重度のマヒを生じる可能性が高いといえるのです。したがって、頚椎後縦靱帯骨化症の患者さんは、わずかな衝撃でも悪化することがあるので、日常の動作や転倒などの事故に十分に注意してください。できるだけ転ばないようにして、もしものときは両手をつき、顔や頭から転ばないように意識することが大切です。

（久野木順一）

Q 47

頸椎の病気にくわしい医師の探し方はありますか？

手術が必要になった場合には、頸椎《けいつい》にくわしい専門医を探して受診してみてください。**日本脊椎脊髄病学会**では、脊椎《せきつい》脊髄《せきずい》疾患《しっかん》の治療経験が豊富な医師を**「脊椎脊髄外科指導医」**として認定しており、学会のホームページ（http://www.jssr.gr.jp/）から自宅近くの専門医を探すことができます。

また、**日本整形外科学会**でも、**「脊椎脊髄病医」**を認定しており、ホームページから知ることができます（https://www.joa.or.jp/）。

ただし、これらの医師の診療を受けるには、多くの場合、紹介状が必要です。大きな病院では、紹介状がないと特別な料金を請求されることがあります。まずはかかりつけの整形外科医に相談し、前述の専門医を紹介してもらうといいでしょう。

頸椎後縦靱帯骨化症《こうじゅうじんたいこつか》については、患者の会に参加して情報を得るという方法もあります。**全脊柱連**《せきちゅう》（全国脊柱靱帯骨化症患者家族連絡協議会）のホームページ（http://zensekityuuren.jpn.org/）に各地の家族会が掲載されています。

（久野木順一）

第5章

治療についての疑問 7

Q48 頚椎症にはどんな治療がありますか？

頚椎《けいつい》症の治療法は、「保存療法」（手術以外の治療法）と「手術」に大別されます。通常は、手足のマヒがなく症状が重症でなければ、保存療法で改善を試みることが大原則となります。頚椎症の保存療法には、次のようなものがあります（Q55も参照）。

●装具療法……首に頚椎カラーを装用し、頚椎を固定する。

●牽引《けんいん》療法……専用の器具を使い、頚椎を牽引する。

●温熱療法……ホットパックなどで首の後ろを温める。

●薬物療法……痛みの治療では、消炎鎮痛薬（NSAIDs《エヌセイズ》、アセトアミノフェン）や筋弛緩《しかん》薬などを服用するほか、NSAIDsの成分を含む湿布薬や塗り薬を使用する。しびれの治療では、ビタミンB_{12}製剤やプロスタグランジンE_1誘導体製剤（抗血小板薬）などを服用する。ほかに、抗不安薬、ステロイド薬を服用する場合もある。

●神経ブロック……頚椎の神経の周囲に局所麻酔薬を注射する。

●運動療法・徒手療法……リハビリで運動したり、手技を受けたりする。

2タイプある頚椎症の一つである頚椎症性神経根症（以下、神経根症と略す）の場合、たいてい保存療法で症状は軽快します。もう一方の頚椎症性脊髄症《せきずい》（以下、脊髄症と略す）も来院時の症状が重症でなければ、最初は保存療法を行って経過を観察します。

頚椎症は、神経根症から脊髄症に進行するとは限りませんが、保存療法で症状が治らず、重い脊髄症状（手足のマヒや排泄《はいせつ》障害）が改善しない場合には手術を検討することになります。そのため、手術をすすめるのは主に脊髄症の患者さんです。

脊髄症の手術法には、脊柱管《せきちゆうかん》（背骨の中にあるトンネル状の空洞で神経の通り道）の中を広げる目的で背中側（後方）から侵入する「**脊柱管拡大術**」と、骨棘《こつきよく》（骨のトゲ）などを取り除いて骨を固定する目的で腹側（前方）から侵入する「**前方頚椎除圧固定術**」があり、患者さんの頚椎の状態によって術式を選ぶことになります。

神経根症の患者さんも、首に耐えがたい痛みがあったり、筋力が著しく低下してマヒが起こったりしている場合には手術が必要です。神経根症の手術では脊椎固定術や「**頚椎椎間孔拡大術**《ついかんこう》」が行われ、神経根を圧迫している骨棘を切り取って除圧します。

ほかにも、首の痛みや手足のしびれを改善し、低レベルにコントロールするために生活習慣の見直しが重要で、これだけで改善する場合も多いです。特に、頚椎症は、首を後ろに反らしたり、根をつめて長く仕事をしたりすると症状が悪化しやすいので、頚椎に負担がかからないように気をつけなければなりません。

（永田見生）

Q49 頸椎症性神経根症ではどんな治療を行いますか？

頸椎《けいつい》症性神経根症（以下、神経根症と略す）は、頸椎症の初期段階であり、神経根が障害されているだけなので比較的治りやすい状態といえます。

そのため、神経根症の治療でメインとなるのは保存療法です。一説によると、神経根症の患者さんの60〜90％は、保存療法を3ヵ月間受けることで、首の痛みや手のしびれなどの症状は、ほぼ治癒《ちゆ》するといわれています。また、神経根症の75％は、保存療法を受けない場合でも自然に軽快するという報告もあります。ですから、神経根症は、脊髄《せきずい》が障害されて起こる頸椎症性脊髄症に比べて治りやすいといえるでしょう。

しかし、神経症状が現れたら悪化しないように整形外科で治療を受けることがすすめられます。症状の程度が仕事や日常生活動作に支障があるほど強い場合、神経根症の保存療法では、第一に首を後ろへ反らさないように頸椎カラーを装用して首を固定する装具療法が行われます。首を固定することで神経根の圧迫部が動かなくなるので、症状はだいぶ和らぎます。そのうえで、神経根部の炎症を改善して症状を低レベルに抑えるために消炎鎮痛薬などを服用し、湿布薬・塗り薬を使用することが有効です。

ほかにも、首を引っぱる牽引《けんいん》療法や、首の筋肉をほぐすマッサージ療法、首の後ろを温める温熱療法などが行われ、強い痛みがあるときは頸椎の神経の周囲に麻酔薬を注射する神経ブロックを実施することもあります。牽引療法は前方に牽引するほうが安全で、もし牽引中に症状が増悪する場合は、即中止すべきです。

日常生活では頸椎カラーを装用しながら、首をできるだけ反らさないように注意して過ごすことになります。セルフケアとして、頸椎を動かさないで行う頸部の筋力増強訓練や、手足の筋力強化の運動療法を行うことも大切です。

ただし、保存療法を受けたからといって短期間で治るわけではなく、完治までに数ヵ月以上かかることもあります。激痛が改善せず、腕や手の筋力低下が著しい場合は手術が検討されます。（永田見生）

60〜90%の人は保存療法で改善する

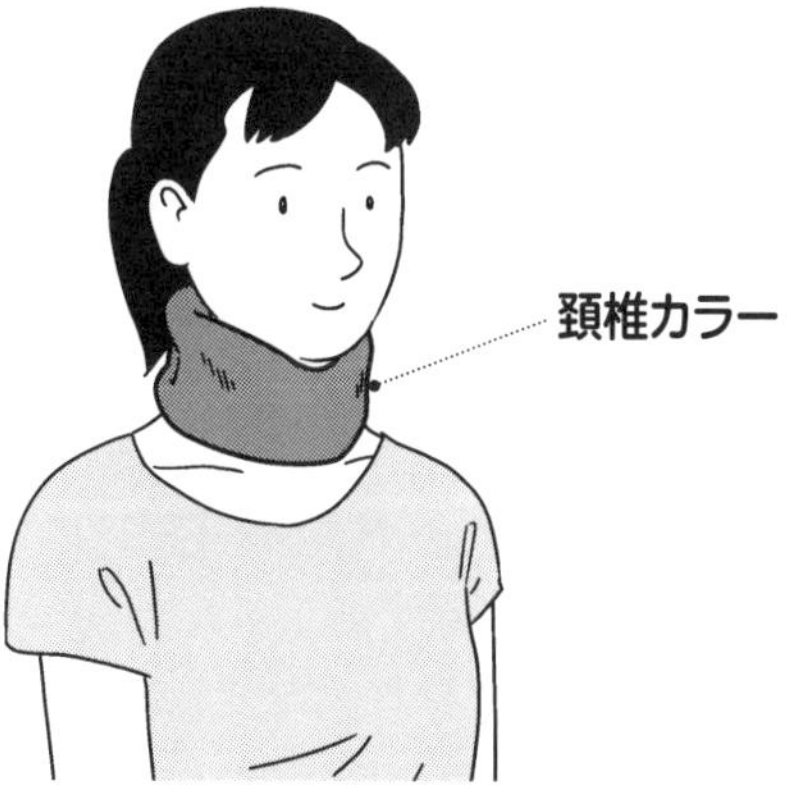

神経根症の患者さんの60〜90%は、保存療法を行うことで首の痛み、手のしびれは治癒する。症状が数ヵ月以上にわたって続くこともあるが、手術が必要になることは少ない。

Q50 頸椎症性脊髄症の治療は何を行いますか？

初期の頸椎《けいつい》症性脊髄《せきずい》症（以下、脊髄症と略す）の場合、頸椎カラーで首を固定する装具療法、器具で頸椎を引っぱる牽引《けんいん》療法（秒単位で行う間欠牽引ではなく、入院してベッド上で数時間以上行う持続牽引）で短期的には症状が軽くなるという報告もあります。とはいえ、そうした治療で手足の両側性の痛みやしびれ、運動障害、感覚障害、歩行障害の悪化を完全に防止できるわけではありません。また、薬物療法も行われますが、マヒなどの改善に薬が有効であるというエビデンス（科学的根拠）はありません。

脊髄症の患者さんは、日常生活動作の支障の程度がひどくなってから受診する場合が多く、大半は速やかに手術を検討することになります。

脊髄症の患者さんは、すでに初期の段階で保存療法を試していることがほとんどです。それでも首の痛みや手のしびれが治らず、症状が進行したわけですから、手術を受けなければ症状の改善は望めません。また、脊髄症は、首に外傷を受けたことがきっかけになって急に悪化するケースも少なくありません。

重要なポイントは、手足のマヒや排泄《はいせつ》障害が現れる前に手術を決断することで、具体的には、上肢《じょうし》では食事のさいに箸《はし》の使用が難しい、下肢では手すりがなければ階段の上り下りが困難といった場合は手術を受けたほうがいいでしょう。手術法は、脊髄が障害された部位、箇所によって決めることになります。

ただし、全身的な疾病《しっぺい》がある場合は、脊髄症よりも命に危険のある病気の治療が優先されます。また、手術前の症状が重い人ほど手術後の経過は思わしくなく、手足の痛みやしびれ、マヒが十分に解消しないので注意しなければなりません。（永田見生）

脊髄症の検査画像

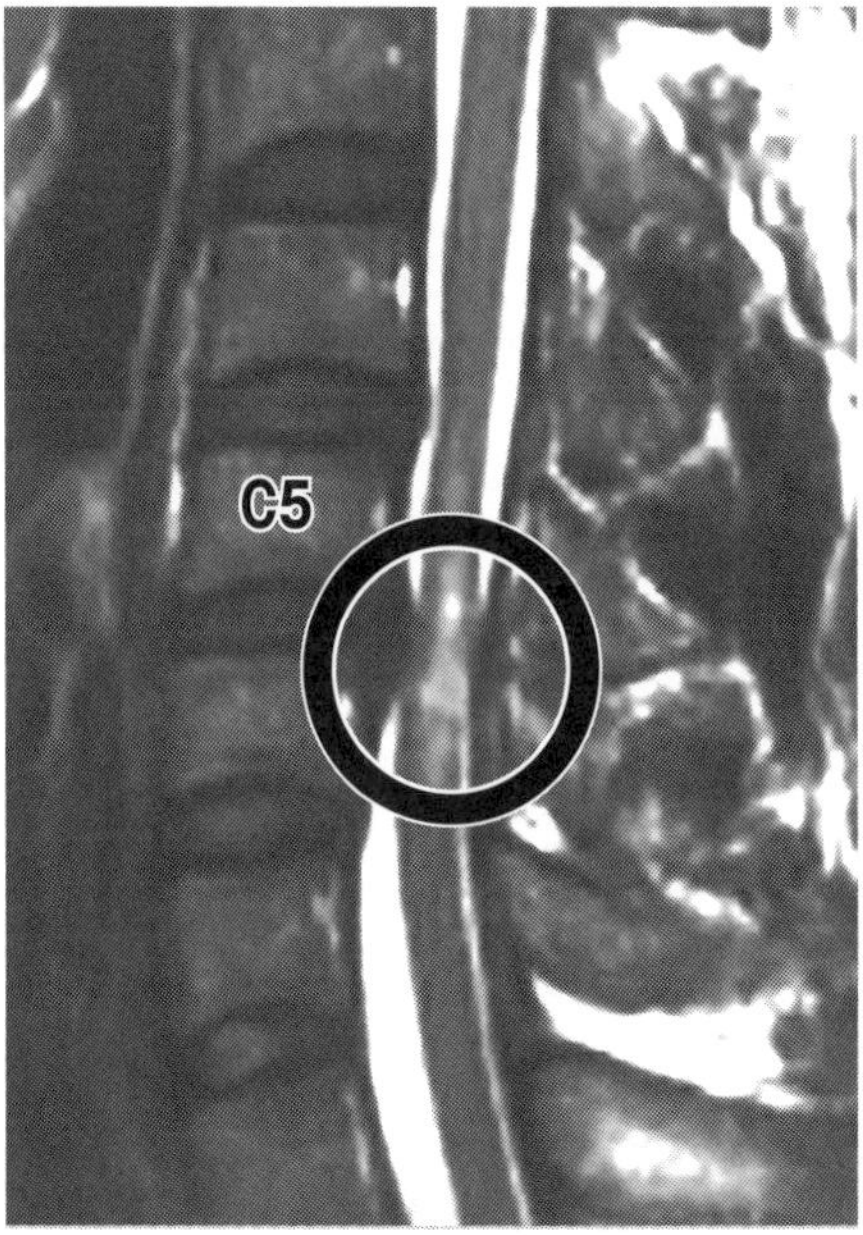

早めに手術を決断することが肝心

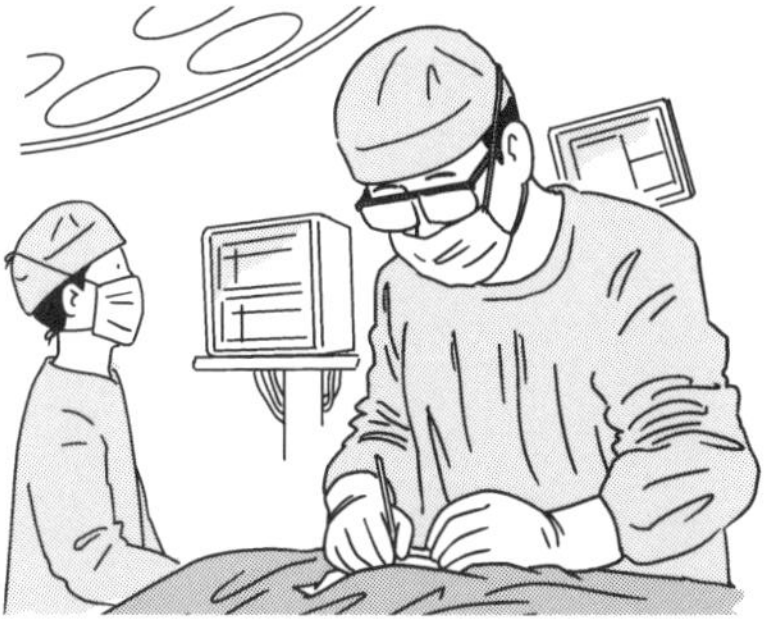

脊髄症は未治療では改善せず、保存療法を続けても進行を防ぐことは困難。重症化する前に手術を決断したほうがいい。

Q51 頸部脊柱管狭窄症ではどんな治療を行いますか？

頸部《けいぶ》脊柱管狭窄症《せきちゅうかんきょうさくしょう》は、頸椎《けいつい》の側面エックス線（レントゲン）検査で脊柱管の前後径が狭く、それが症状の主因である場合の診断名です。その治療法は、基本的に頸椎症（頸椎症性神経根症、頸椎症性脊髄《せきずい》症）と同じです。神経根が障害されている場合は保存療法が中心になり、脊髄が障害されている場合は手術を検討することになります。

手のしびれを伴わない軽症の場合は、頸椎カラーで首を固定する装具療法を行い、首を後方に反らせないようにすれば、自然に治るケースも少なくありません。

首の痛みや手のしびれが強ければ、消炎鎮痛薬やビタミンB_{12}製剤などを服用します。服薬で痛みやしびれが改善しないときには、星状神経節や腕神経叢《そう》への神経ブロック、神経根ブロック（神経根に麻酔薬を注射する治療法）を実施することもあります。

首の脊柱管の狭窄による神経根の障害で首の痛みや手のしびれが起こっているのなら、こうした保存療法を数ヵ月間続けることで症状の改善が期待できます。

ただし、脊髄が強く圧迫されて手足の両側性の痛みやしびれ、運動障害、感覚障害、歩行障害が現れた場合は、症状の程度によりますが手術を検討することが多くなります。頸部脊柱管狭窄症は、骨棘《こつきょく》やヘルニア、黄色靱帯《おうしょくじんたい》の肥厚《ひこう》といった複合的な原因が絡んで発症することが多いのですが、手術で神経への圧迫（静的要因）を取り除くことで症状の改善が期待でき、頸椎の異常な動き（動的要因）が症状に関与している場合は、固定術を併用します。

生まれつき脊柱管が狭い人もいる

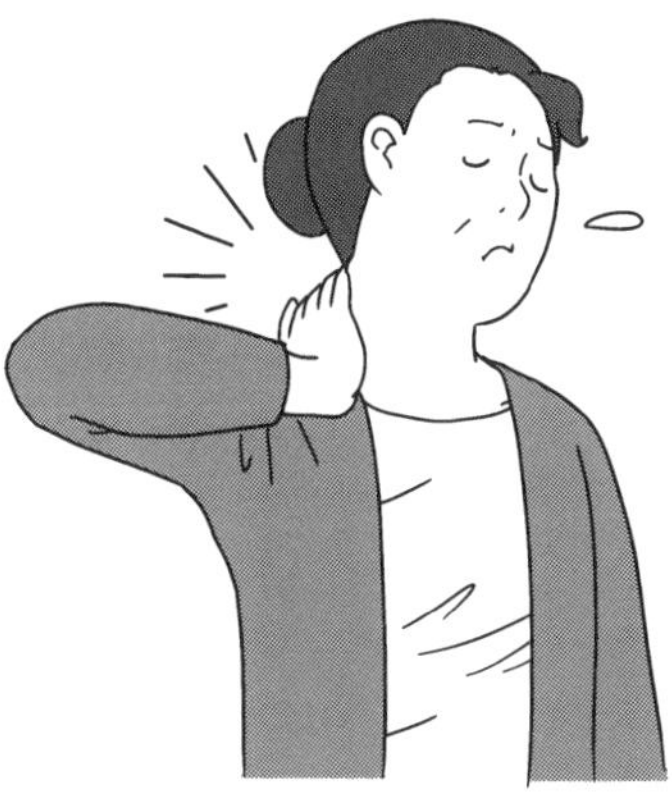

生まれつき脊柱管が狭い先天性の人は、頸部脊柱管狭窄症にかかりやすい。胸椎や腰椎の狭窄症を合併することもある（広範脊柱管狭窄症という）。

なお、頸部脊柱管狭窄症の患者さんは生まれつき脊柱管が狭い場合が多いので、頸椎だけでなく胸椎や腰椎の狭窄症による神経症状を合併する人もいます。これを専門的には「広範脊柱管狭窄症」といって、国の難病に指定されています。首の痛みだけでなく背部痛、腰痛を伴い、進行すると重い神経症状が現れるので、やっかいな病気といえるでしょう。

広範脊柱管狭窄症と診断された場合は、頸椎だけでなく胸椎や腰椎の治療も必要になります。

（永田見生）

Q52 頚椎椎間板ヘルニアにはどんな治療がありますか？

頚椎《けいつい》椎間板ヘルニアは、椎間板の中心から髄核《ずいかく》というゼリー状の組織が飛び出て、神経根や脊髄《せきずい》を強く圧迫する病気です。そのため、頚椎症（頚椎症性神経根症、頚椎症性脊髄症）と同じように神経根が障害された場合には保存療法を行い、脊髄が障害されて重症化するような場合には手術を検討することになります。

基本的に、頚椎カラーを装用する装具療法や、頚椎を引っぱる牽引《けんいん》療法（悪化する場合があり、そのときは即中止）、消炎鎮痛薬やビタミンB_{12}製剤などを服用する薬物療法を行えば、3ヵ月程度で多くの患者さんの症状は軽快します。しかし、保存療法を3ヵ月以上続けても症状が改善せず、手足の痛みやしびれ、筋力低下がひどくて日常生活に支障がある場合や、症状が急に悪化したときには手術を行うこともあります。

近年は、椎間板から飛び出たヘルニアの髄核は自然に縮小することがわかり、以前ほど手術は行われなくなりました。保存療法を続ける目安が3ヵ月となっているのも、椎間板ヘルニアの多くが1～3ヵ月で自然に縮小して消失するからです。

もっとも、椎間板ヘルニアが必ず自然縮小するわけではありません。飛び出た髄核が消失するのは、椎間板と神経の間にある後縦靱帯《こうじゅうじんたい》（Q17を参照）を突き破って免疫（病気から体を守るしくみ）が働き、免疫細胞（貪食《どんしょく》細胞）に食べられた場合です。後縦靱帯を破らなかった場合は、免疫反応が起こらないので椎間板ヘルニアは消失しにくいと考えられます。椎間板ヘルニアが自然に消失せず、脊髄を強く圧迫するようなときにはマヒや排泄《はいせつ》障害が現れる前に手術を行います。頸椎椎間板ヘルニアの手術法としては、頸椎前方固定術が選択されます。

（永田見生）

頸椎椎間板ヘルニアの検査画像

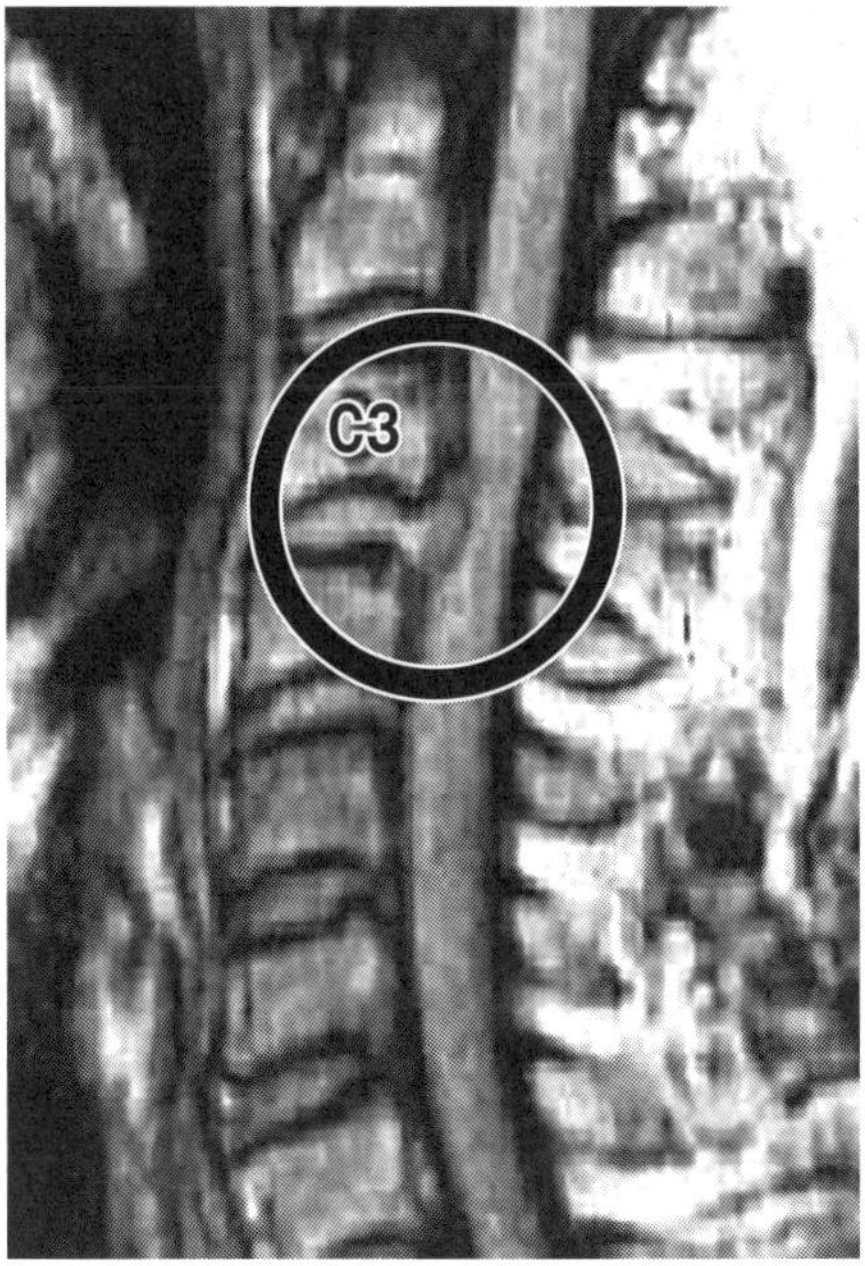

3ヵ月間を目安に保存療法を行う

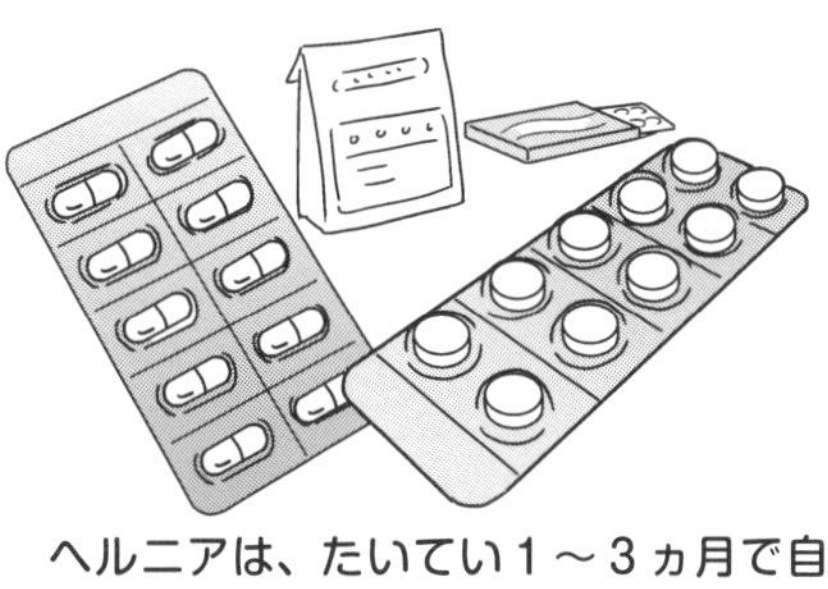

ヘルニアは、たいてい１～３ヵ月で自然に縮小する。ただし、初期のころは強烈な痛みを伴うため、消炎鎮痛薬で症状を抑えることが肝心。

Q53 後縦靱帯骨化症にはどんな治療で対処しますか？

頚椎後縦靱帯骨化症《けいついこうじゅうじんたいこつか》は、頚椎の7個の椎骨《ついこつ》をつなぐ後縦靱帯が骨化（肥厚《ひこう》して硬くなること）して、主に脊髄《せきずい》を強く圧迫する病気です。今のところ、骨化した靱帯をもとの柔軟な線維組織に戻したり、靱帯の骨化を予防したりする治療法はありません。そのため、頚椎症の治療と同じような保存療法や手術が行われます。

保存療法では、頚椎カラーなどで首を固定する装具療法、頚椎を引っぱる牽引《けんいん》療法、首の後ろを温める温熱療法、消炎鎮痛薬を服用する薬物療法などを行い、痛みやしびれの改善を試みます。通院治療が基本になりますが、牽引療法やステロイド薬を用いた薬物療法を行う場合は入院しなければなりません。

できるだけ保存療法で対処するのが一般的ですが、痛みやしびれがいつまでも改善せず、脊髄の障害が進行して手足に両側性の症状が現れたり、運動障害、感覚障害、歩行障害、マヒ、排泄《はいせつ》障害が起こった場合には適切なタイミングで手術を行います。

頚椎後縦靱帯骨化症の手術法には、脊柱管拡大術、脊椎固定術があります。このうち、日本では脊柱管拡大術を選択することが主流になっています。

近年、頚椎後縦靱帯骨化症の薬物療法では、「ビスフォスフォネート製剤」（保険適用外）を用いることがあります。この薬には、本来骨がない部位に骨化が生じないようにする作用があり、骨化の範囲が広がるのを抑える効果があるのではないかと期待されていますが、まだ病気に対する有効性は認められていません。

頚椎後縦靱帯骨化症は、首に衝撃を受けると重症化しやすいので、治療中は転倒したり、首を急に動かしたりしないように気をつける必要があります。

（永田見生）

頚椎後縦靱帯骨化症の検査画像

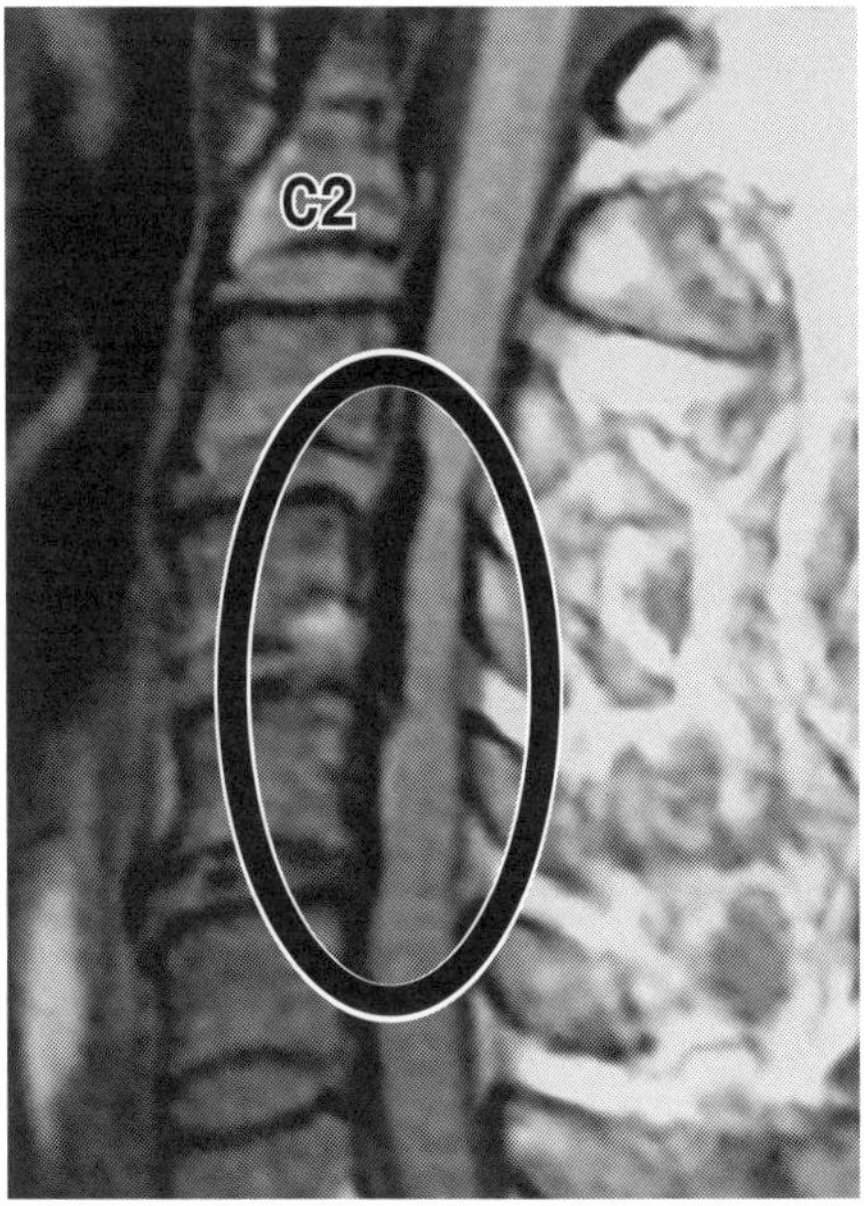

首が衝撃を受けると重症化しやすい

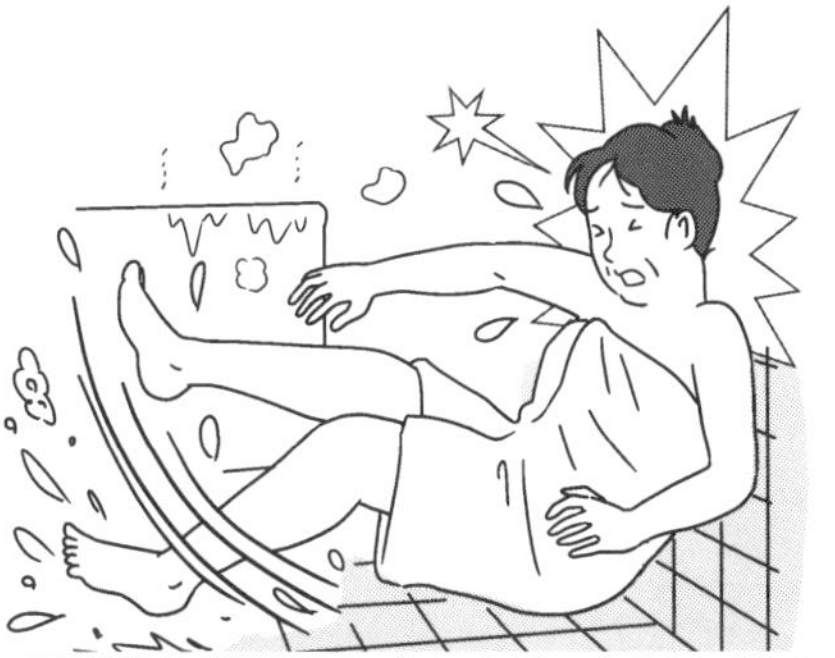

頚椎後縦靱帯骨化症の人は、転倒などで首に強い衝撃を受けると重症化しやすい。脊髄症状を伴うほかの首の病気も、首への衝撃は禁物。

Q54 むち打ち症の治療法について教えてください。

むち打ち症（頸椎捻挫《けいついねんざ》）は、骨や椎間板、靱帯《じんたい》に損傷を伴わず、神経障害も見られない首の病気を指します。まずは、画像検査（エックス線。場合によってはＭＲＩ）で神経障害がないことを確認することが肝心です。そのうえで、むち打ち症の診断が確定したら保存療法が行われます。

急性期に治療のメインとなるのは、頸椎カラーで首を固定する装具療法、消炎鎮痛薬（NSAIDs《エヌセイズ》など）を服用する薬物療法です。首の安静を心がけながら、そうした治療を続ければ2～3週間程度で症状は快方に向かいます。首の痛みが軽減したあとはリハビリで首の筋力トレーニングを行い、頸椎を支えている筋肉を鍛えます。

なお、画像検査では確認できないものの、椎間関節（椎骨《ついこつ》どうしを連結する関節）が障害されていて痛みが長引いたり、自律神経（意志とは無関係に内臓や血管の働きを支配する神経）の乱れで肩こり、頭痛、吐きけ、めまい、耳鳴り、不眠に悩まされたりすることがあります。長患いの症状は、心理的要因が関係しているとも考えられるので、ストレスをあまり抱え込まず心身をリラックスさせましょう。

（永田見生）

第6章

保存療法についての疑問８

Q 55

頚椎症の保存療法には何がありますか？

保存療法とは、手術以外の方法で痛みやしびれの軽減を図る治療のことです。頚椎《けいつい》症では、脊髄《せきずい》が障害されているような重症のケースでなければ、まずは保存療法が選択されます。保存療法には多くの種類があります（左ジペーを参照）。よく行われる保存療法には、薬を用いて症状を抑える「薬物療法」（第7章）、運動によって痛みやしびれの改善をめざす「運動療法」（第8章）などがあります。これらの代表的な保存療法についてては、各章を参照してください。

この章では、主に理学療法に分類される保存療法を中心にくわしく解説しています。理学療法には、頚椎《けいつい》カラーなどの装具を用いて首の動きを制限し、症状の軽減を図る「装具療法」（Q56〜57）、首を引っぱって椎間板《ついかんばん》などに加わる圧力を軽減して痛みを取る「牽引《けんいん》療法」（Q58）、首を温めて血行を促進させ痛みを軽減する「温熱療法」（Q59）、理学療法士などによる「徒手《としゅ》療法」やマッサージ（Q60）などがあります。また、この章では、民間療法である「鍼灸《しんきゅう》療法」（Q61）、「整体」（Q62）についても紹介しています。

（久野木順一）

頚椎症の主な保存療法

分類	治療法	内　容
薬物療法	（服用）	痛みを抑えるために、消炎鎮痛薬（ＮＳＡＩＤｓ、アセトアミノフェン）や筋弛緩薬などを服用する。しびれに対しては、ビタミンB12製剤やプロスタグランジン製剤（血管拡張薬）などを服用する。症状によっては、抗不安薬、ステロイド薬を服用する場合もある。
	（湿布）	痛みが生じている患部にＮＳＡＩＤｓの成分を含む湿布薬を貼る。
	（塗布）	痛みが生じている患部にＮＳＡＩＤｓの成分を含む塗布薬を塗る。
神経ブロック療法		痛みやしびれの原因となっている頚椎の神経の周囲に局所麻酔薬を注射する。
理学療法	装具療法	頚椎の安静を図り、安定性を高めて頚椎を保護することが目的。首に頚椎カラーなどを装用し、頚椎を固定する。
	牽引療法	専用の器具を使い、頚椎を牽引する。座位で行う場合と、あおむけの姿勢で行う場合がある。
	温熱療法	患部を中心に、ホットパックや赤外線、超音波、パラフィン浴、温泉などを用いて温めることで症状の軽減を図る。
	徒手療法	理学療法士などによる手を用いたマッサージなどの治療のこと。痛みのためにこり固まった頚椎周辺の関節や筋肉の状態を改善させることが目的。
運動療法		体全体または首まわりを動かすことで、痛みやしびれなどの症状を軽減する。硬くなった頚椎の周辺組織をほぐして可動域を広げる働きがある。
民間療法	鍼灸療法	東洋医学のツボを刺激する治療法。エビデンス（科学的根拠）が十分でない。
	整体	血流の改善、首周囲の筋肉の緊張軽減などを目的に行うが、科学的根拠がない。場合によっては悪化することがある。

Q56 首を固定する装具にはどんなものがありますか？

首を固定することで首の動きを制限し、頭部をしっかり支えて頚椎《けいつい》への負担を軽減するための器具を「頚椎装具」といいます。頚椎の手術後に装着し、首の動きによる神経への刺激を和らげるために使用します。また、頚椎症の症状が出はじめた急性期には、首を反らす動きをすると症状が悪化するため、初期の頚椎症の保存療法でも、首の動きを制限するために用いることがあります。

頚椎装具にはさまざまなタイプがあります。「頚椎カラー」は、頚椎装具の中でも簡易的なものといえます。材質はスポンジやプラスチックなどで、首に巻き、あごで支えます。前方部分と後方部分をマジックテープで固定する「フィラデルフィア装具」は、頚椎カラーよりも固定効果が高いのが特徴です。

このほか「ハローベスト」という器具もあります。金属のリングをボルトで頭蓋《ずがい》骨に固定して、さらに、そのリングを上半身につけたベスト（チョッキ）とパイプで固定するものです。ベストは、プラスチックなどで作られた硬いもので、体と頭をしっかりと固定することができます。

（久野木順一）

首を固定する装具の一例

●頚椎カラー

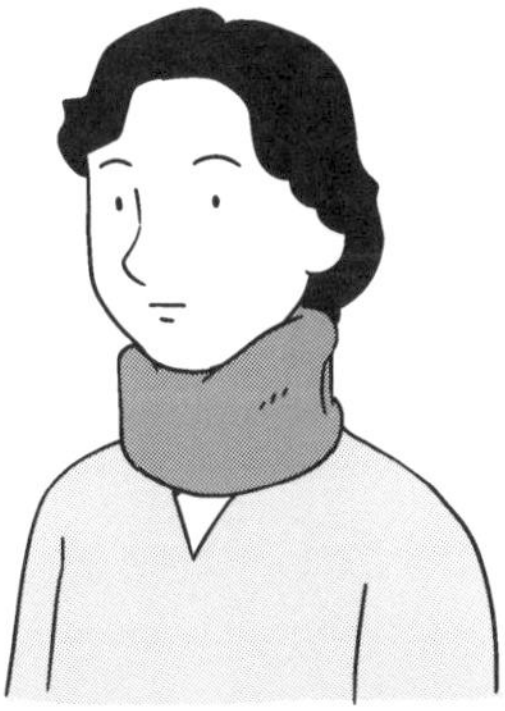

頚椎装具の中で、最も簡易的なもの。材質はスポンジやプラスチックなどで、首に巻き、あごで支えるタイプ。固定効果は弱いとされる。

●フィラデルフィア装具

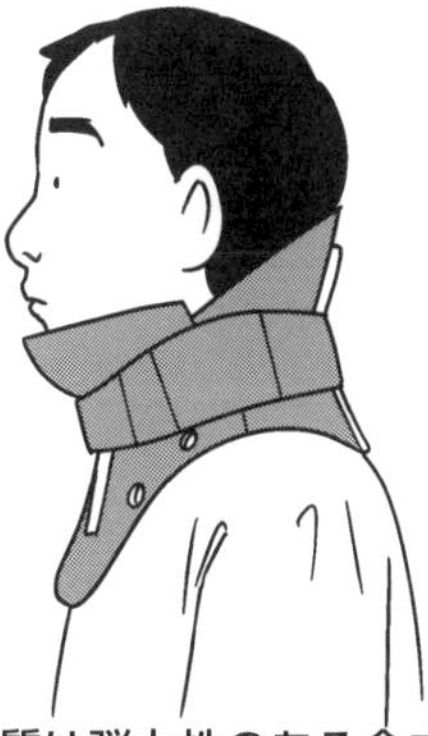

材質は弾力性のある合成樹脂。あごから胸を押さえる前方部分と、後頭部から肩・背中を押さえる後方部分はマジックテープで連結されている。固定効果は頚椎カラーよりも高い。

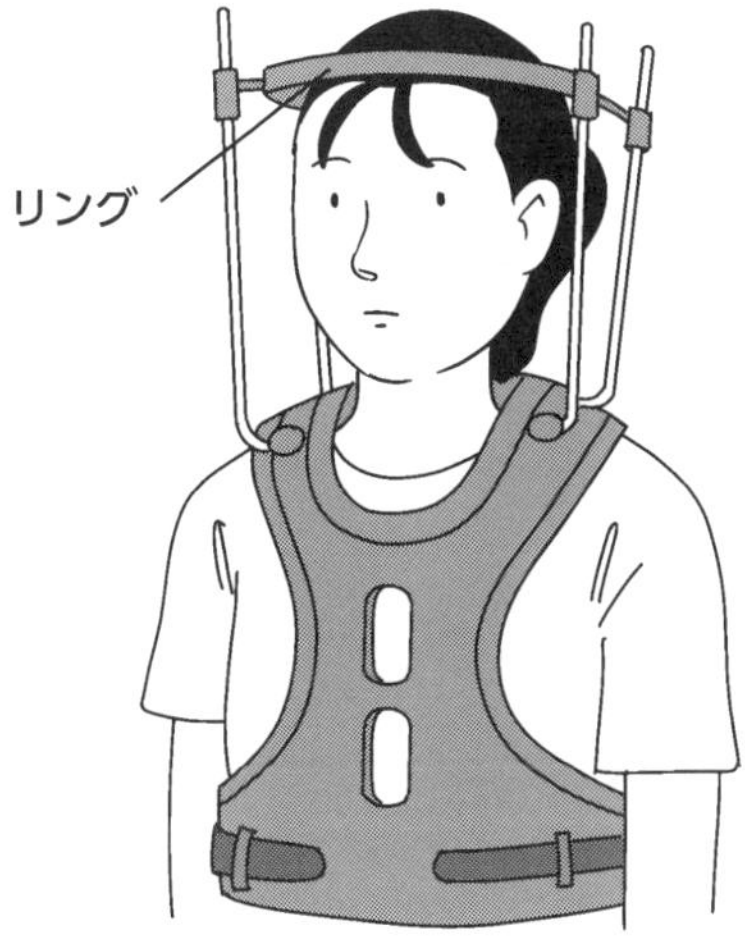

●ハローベスト

金属のリングをボルトで頭蓋骨に固定して、さらにそのリングを上半身につけたベスト（チョッキ）とパイプで固定する。

Q57 頸椎カラーは長期間つけていても大丈夫ですか？

頸椎《けいつい》カラーは、首を安静に保つうえでは有用ですが、長期間の着用は、首の筋肉が硬直してしまい、かえって首の痛みの慢性化を招きかねないとされています。

頸椎症や頸椎後縦靱帯骨化症《こうじゅうじんたいこつか》などの頸椎の病気では、手術が必要になることがありますが、手術の数日後には歩行を開始するのが一般的です。そのさい、頸椎カラーなどの装具で頸椎を固定し、安静を図ります。

頸椎カラーは患部の保護には必要ですが、首を固定することになるため、長期間つけていると首まわりの筋力が低下してしまい、頸椎カラーをはずしてもいつまでも痛みが取れなかったり、首の重さを支えきれずに新たな頸椎の疾患《しっかん》を招いてしまったりする恐れがありました。そこで、頸椎カラーはできるだけ短期間ですませようというのが、現在の考え方です。

例えば、頸椎後縦靱帯骨化症では、かつては安静を重視する傾向があり、手術後2～3週間ほどベッド上で安静にしたあと、3ヵ月間もの長期にわたって頸椎装具を着用しなければなりませんでした。というのも、頸椎後縦靱帯骨化症の手術では、患部に骨を移植します。その移植骨が定着するまでに2〜3ヵ月はかかるため、その間は頚椎を安静にする必要があるとされていたからです。

しかし、このような頚椎装具の着用期間については徐々に短縮される傾向にあります。現在では、頚椎後縦靱帯骨化症に限らず、頚椎の後方から手術をする「頚椎椎弓《ついきゅう》形成術（後方法）」では、手術後に頚椎カラーは不要、あるいは1〜2週間という短期間でよいという報告が大半を占めています。

日本整形外科学会の『頚椎後縦靱帯骨化症ガイドブック』でも、手術後に、装具をつけた患者さんとつけなかった患者さんに、手術成績に差はなく、手術後の首の動きや頚椎の弯曲《わんきょく》にも差は見られなかったと記載されています。また、首の痛みやこりは装具を省略したほうが少ないという報告もあるといいます。

いずれにしても、着用期間をどの程度にするかは、症状を見ながら担当医と相談するようにしましょう。

（久野木順一）

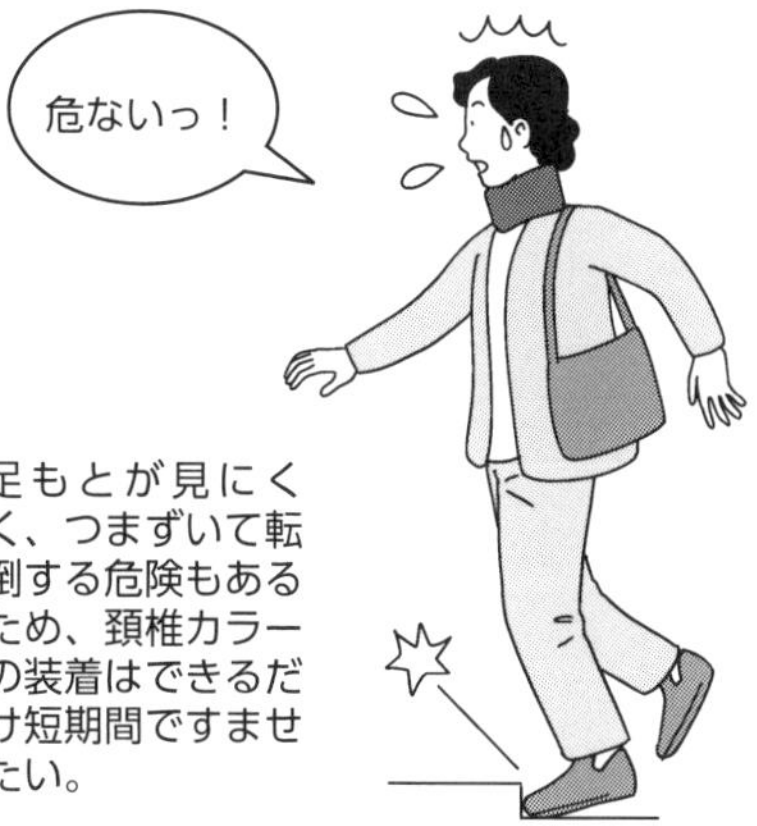

足もとが見にくく、つまずいて転倒する危険もあるため、頚椎カラーの装着はできるだけ短期間ですませたい。

Q58 牽引療法をすすめられましたが、本当によくなりますか?

牽引療法《けんいんりょうほう》は、古くから行われてきた治療法で、古代ギリシャの医師・ヒポクラテスが骨折や脱臼《だっきゅう》の治療に用いたという記録もあります。

牽引療法には、頸椎《けいつい》を引っぱることにより、頭部による頸椎への荷重を軽減し、特に、椎間板(椎骨と椎骨をつなぐ軟骨組織)に加わる圧力を軽減して、痛みを取る作用があると考えられています。具体的には、イスに座ったり横になったりして、首にベルトをかけて特殊な器具で頸椎を引っぱります(左ジペーの図を参照)。

牽引療法の効果については、はっきりとした有効性が証明されておらず、人によって効果が現れたり現れなかったりで、一定の効果が得られないといわれています。現代医学では、牽引療法にはエビデンス(科学的根拠)がないため、牽引を行う意義は今のところ不明で、今後、検証する必要があるとされています。

なお、牽引をするさいには、適正な角度で首を引っぱる必要があり、牽引のやり方しだいでは神経症状が悪化することもあります。

牽引療法は、装具療法（Q56～57を参照）と同様に、首を固定し安静を保つ保存療法の一つです。こうした固定法は装具や機械の種類もさまざまですが、どれが優れているのかをくわしく調べた研究はありません。効果が現れなければ、医師とよく相談のうえ、別の保存療法を検討することをおすすめします。

（久野木順一）

牽引療法とは

牽引方法としては、牽引を数時間以上持続して行う「持続牽引」と、秒単位での牽引と休止をくり返し行う「間欠牽引」がある。動力は、体重の利用、重り、電動モーターなどがある。

●座って行う牽引療法

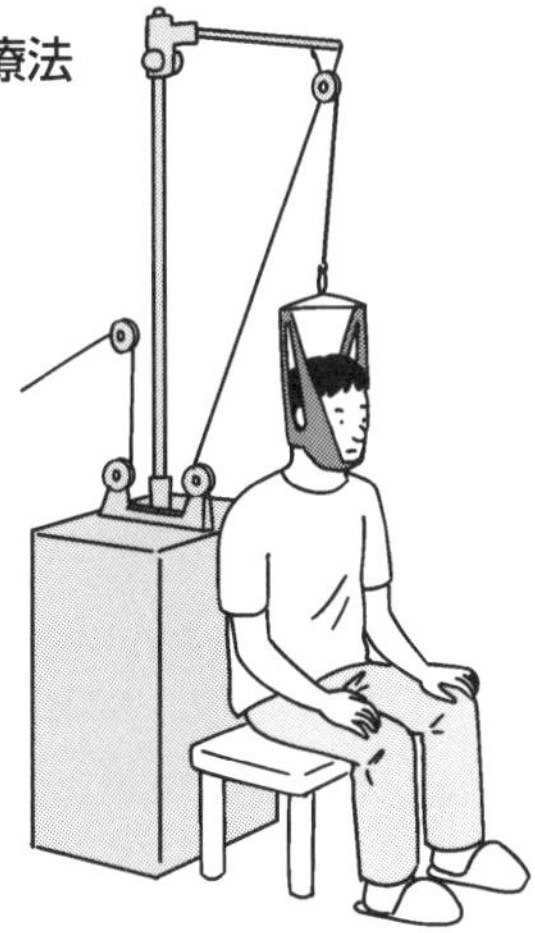

●あおむけで行う牽引療法

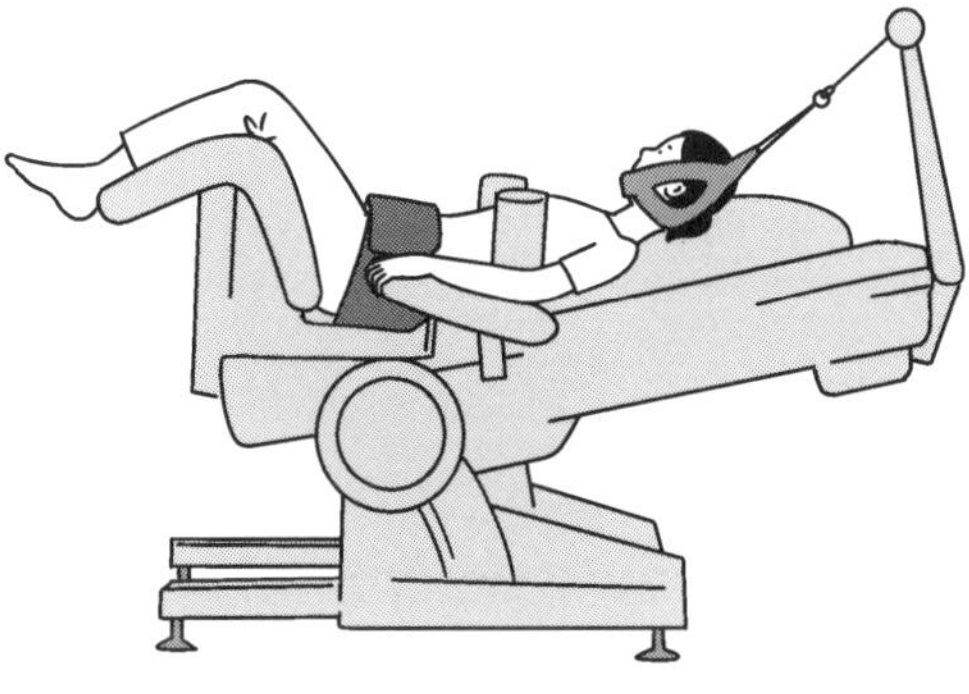

Q59 温熱療法は効果がありますか?

温熱療法とは、患部の表面や深部を温める治療法のことで、痛みのためにこり固まっていた筋肉をゆるめて血流を改善しようというものです。

温熱療法には、入浴や温湿布、蓄熱材の入ったホットパック、赤外線などによって体の外部から温める方法と、マイクロ波(短い波長域の電波)や干渉波治療器を使って体の内部から温める方法があります。

温熱療法はほかの治療法と組み合わせて行われるものなので、頚椎症《けいつい》に対する温熱療法のエビデンス(科学的根拠)はありません。しかし、患部を温めることで、筋肉がほぐれて首の可動域が広がり、患部周辺の発痛物質の排出が促されるといった働きは期待できると考えられます。体を温めるのは心地よいものです。温熱療法を試してみて、自分に合うようなら続けてもいいでしょう。

なお、家庭でも入浴や蒸しタオルで患部を温める温熱療法を行うことができます。ただし、痛みがあったり患部が赤くなったりしているような急性期には、温めずに冷やすことを心がけてください。

(久野木順一)

温熱療法とは

ホットパック

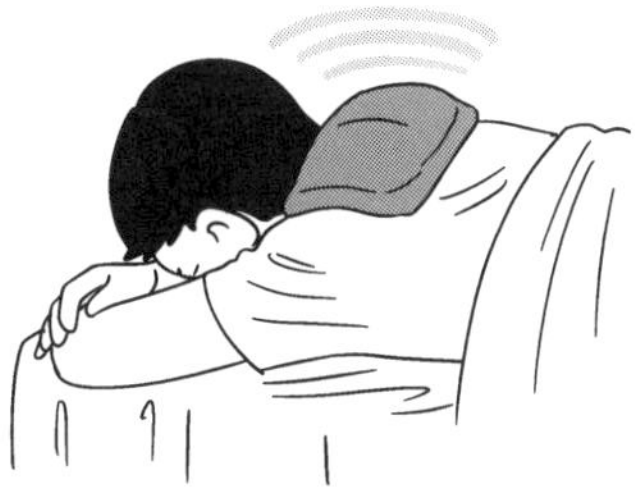

うつぶせの状態で患部にパックを当て、血流を促す。

赤外線療法

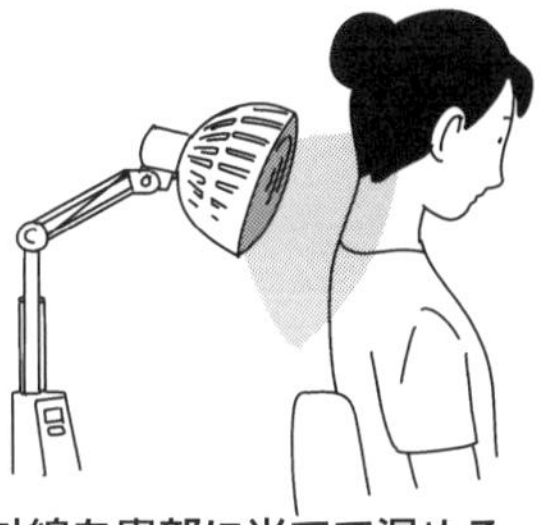

赤外線を患部に当てて温める。

マイクロ波療法

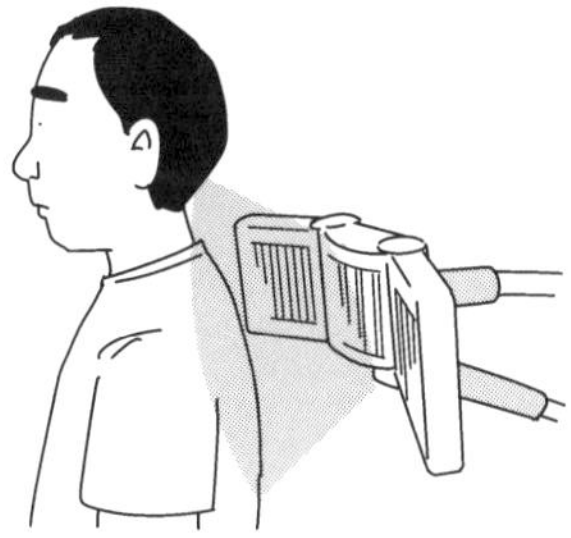

マイクロ波は、ほかの治療機器などでは届かない患部の深部まで集中的に温めることができるので、血流の改善や新陳代謝を促すことができるとされている。

自宅でできる温熱療法

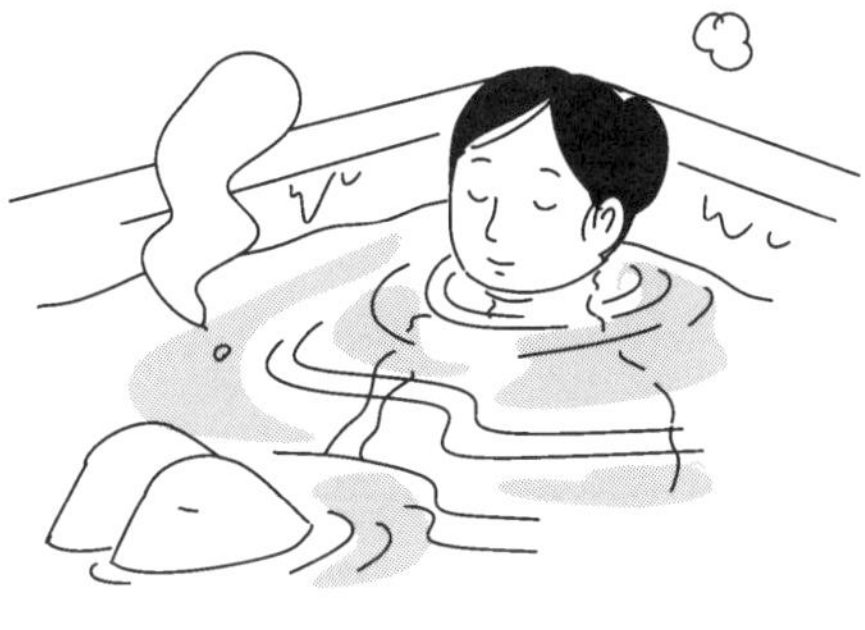

家庭でも入浴時に首までお湯につかったり、温かいシャワーや蒸しタオルを患部に当てたりすることで、温熱療法を行うことができる。

Q60 マッサージやあんまで頸椎症はよくなりますか？

マッサージは、こりや痛みのあるところをもんだりさすったりして、筋肉の緊張をゆるめ、血行をよくして痛みなどを改善する治療法です。マッサージはヨーロッパ発祥といわれ、明治以降に日本に持ち込まれました。

一方、あんまは古代中国で誕生し、日本に伝わったとされています。あんまとは漢字で書くと「按摩《あんま》」となりますが、「按」は押さえること、「摩」はなでることを意味しています。つまり、押さえてなでるようにすることで、東洋医学でいう「気・血《けつ》・水《すい》（不調の原因を説明する3要素）」の流れをよくして体を健康に導く治療法です。「あん摩マッサージ指圧師」については、「あん摩マッサージ指圧師、はり師、きゅう師等に関する法律」に基づき、厚生労働大臣より交付される国家資格の一つとなっています。

マッサージもあんまも、エビデンス（科学的根拠）が十分ではなく、効果には個人差があります。炎症性の症状があったり、神経症状があったりする場合には症状が悪化するケースもあるので、医師と相談のうえ行ってください。

（久野木順一）

Q61 鍼灸治療は頚椎症に効果がありますか？

鍼灸《しんきゅう》は、古代中国で誕生した治療法です。ツボに鍼《はり》や灸《きゅう》で刺激を与えることで、気・血《けつ》・水《すい》（不調の原因を説明する3要素）の流れをよくして体のバランスを取り、痛みを軽減したり健康を維持したりします。極めて細い鍼や、もぐさ（ヨモギの葉の一部を加工したもの）に火をつけた灸の熱によってツボを刺激します。いずれも症状に応じて、ツボの位置や鍼の太さ、もぐさの量を調節して治療します。お灸については、素人でも可能な用具が市販されていますが、医療行為としては、国家資格を持った「鍼灸師」が施術します。

鍼灸治療は、エビデンス（科学的根拠）が十分ではないものの、神経症状を伴わない軽症の痛みには効果的とされています。近年は、頚椎《けいつい》症に対する鍼灸治療の効果を示す論文が世界各国で報告されるようになり、ＷＨＯ（世界保健機関）や米国国立衛生研究所でも、鍼灸による有効性を認めるようになりつつあります。

なお、マッサージやあんまと同様に、医師の判断で鍼灸治療を行う場合には健康保険が適用されます。

（久野木順一）

Q62 整体やカイロプラクティックを試したいのですが、注意点はありますか？

整体やカイロプラクティックは、手技で関節のゆがみなどを整える治療法ですが、柔道整復師や鍼灸《しんきゅう》師などのように法的な資格はありません。カイロプラクティックについては、アメリカやヨーロッパなどの一部の国で法的資格が認められていますが、日本では誰でも自由にカイロプラクターを名乗ることができます。そのため、整体師やカイロプラクターにどの程度の技量があるのかはわかりません。施術を希望する人は、よく調べて確かな技術のあるところを選んでください。

首は体の中でも繊細な部位で、無理に動かすと症状が悪化する危険があります。実際、整体やカイロプラクティックで首を急に反らしたり反らせすぎたりして手足のマヒが悪化したという報告もあります。脊髄《せきずい》や神経根の圧迫によるしびれやマヒなどの神経症状を伴わない痛みやこりの場合は改善する可能性はありますが、脊髄症状（Q4、Q30を参照）のある人は、首を動かす施術は悪化する危険性が高いのでおすすめできません。整形外科で診療を受けるようにしましょう。

（久野木順一）

第7章

薬物療法についての疑問 14

Q63 頸椎症ではどんな薬が処方されますか？

頸椎《けいつい》症で首の痛みやしびれなどの症状が出たら、できるだけ早いうちに整形外科を受診してください。頸椎症では、脊髄《せきずい》（脳から続く中枢《ちゅうすう》神経）や神経根（脊髄から枝分かれした神経の根元の部分）が加齢により変形した頸椎や靱帯《じんたい》や椎間板などによって圧迫された状態になっています。神経が圧迫されて炎症が起こっている期間が長引くほど、治療を行っても神経の回復に時間がかかり、ときには完全には回復せず、痛みやしびれが残ってしまうこともあるのです。

頸椎症の治療では、薬物療法が有効で、痛みやしびれなどの症状や病態に合わせて、さまざまな薬を組み合わせて処方します。

痛みが強いときは、痛み止め（消炎鎮痛薬）を使って症状を緩和させます。鎮痛薬として日本人の医師が多く処方するのがNSAIDs《エヌセイズ》（非ステロイド性消炎鎮痛薬）で、ロキソニンやボルタレンなどの製品がよく知られています。NSAIDsには内服薬のほか、貼《は》り薬や塗り薬などがあります。また、オピオイド系の鎮痛薬やプレガバリン、ミロガバリンなどの神経障害性疼痛《とうつう》治療薬を使う場合もあります。

頸椎症の治療に使われる主な内服薬

種類	効果	禁忌・慎重投与
消炎鎮痛薬	首、手、足などの痛みを和らげる。	消化性潰瘍、血液異常、心臓・肝臓・腎臓障害、ぜんそくのある人。
筋弛緩薬	首、手、足などのつっぱり感を和らげる。	降圧薬、中枢神経抑制薬を服用している人、アルコールをよく飲む人、肝臓・腎臓障害がある人。
抗不安薬	病気への不安感を和らげる。	心臓・肝臓・腎臓・呼吸器障害のある人、高齢者、衰弱者。
ビタミンB_{12}製剤	神経の回復を促す。	
ステロイド剤	炎症を抑えて、痛み・しびれを軽減する。	感染症、糖尿病、骨粗鬆症、腎不全、消化性潰瘍のある人。

※日本整形外科学会『頸椎症性脊髄症ガイドブック』より

消炎鎮痛薬のほかには、筋肉の緊張を和らげてこりをほぐす**筋弛《し》緩《かん》薬**や、不安感を軽減する**抗不安薬**、神経の回復を促す**ビタミンB_{12}製剤**などを使うことがあります。また、痛みやしびれが強い場合は、**ステロイド剤**を用いることもあります。これらの薬の服用によって副作用が出た場合は、ただちに服用を中止し、医師に相談してください。

このほか、痛みが強いときやなかなか改善しない場合は、投薬に加えて後頭部下の首すじに少量の局所麻酔薬を注入する**神経ブロック療法**を行うことがあります。

このように、頸椎症の症状を抑えるために、さまざまな薬が用いられます。それぞれの薬の特徴を医師から聞き、よく理解したうえで使うようにしましょう。

（吉原　潔）

Q64 鎮痛薬（NSAIDs）は、どのくらい効きますか？

NSAIDs《エヌセイズ》（非ステロイド性消炎鎮痛薬）は、ステロイド以外の抗炎症作用・鎮痛作用・解熱作用を有する薬剤の総称です。痛み止めとして処方され、主に炎症によって生じる痛み（侵害受容性疼痛《とうつう》）に対して効果を発揮し、発痛物質であるプロスタグランジン類を生成する酵素の働きを抑えて痛みを和らげる働きがあります。

NSAIDsは、鎮痛効果が高く、頚椎《けいつい》症に限らず多くの病気で処方されます。ちなみに、日本ではロキソニンやボルタレンなどのNSAIDsを処方する医師が多く、欧米では、アセトアミノフェンが多く用いられます。

NSAIDsは、副作用として胃腸障害が現れることが多く、腹痛や吐きけ、食欲不振などの軽度なものから、胃潰瘍《かいよう》や十二指腸潰瘍のような重篤なものまでありま す。胃腸が弱い人は、NSAIDsの中でも副作用の少ないセレコキシブやエトドラクなどを処方してもらうか、胃腸への負担が少ないアセトアミノフェンなどの鎮痛薬を処方してもらうといいでしょう。

（吉原　潔）

Q65 筋弛緩薬にはどのような効果があるのですか？

頚椎症《けいついしょう》では、痛みやしびれにより首まわりの筋肉が緊張し、収縮してこり固まっているケースが多く見られます。こうした状態が続くと、痛みやしびれが強くなるという悪循環に陥ることがあります。このようなときに筋弛緩《しかん》薬を処方します。代表的な筋弛緩薬には、チザニジン（製品名はテルネリン）、クロルフェネシンカルバミン酸エステル（製品名はリンラキサー）、エペリゾン塩酸塩（製品名はミオナール）などがあります。

筋肉の緊張は、脳から脊髄《せきずい》を経て、筋肉に指令が伝わることで生じます。筋弛緩薬は、この脳からの伝達を抑え、筋肉の過度な緊張状態を和らげる働きがあります。ただし、単独で処方することはなく、鎮痛薬といっしょに処方することで相乗効果をねらいます。薬の種類によって、めまい・ふらつき・眠け・脱力感、まれにアレルギー症状（発疹《ほっしん》、かゆみなど）や消化器症状（吐きけ・嘔吐《おうと》・食欲不振・胃部不快感）などが現れることがありますが、ほかの薬に比べると出現率は低いといえます。ただし、肝臓や腎《じん》臓に障害がある人は、必ず医師に申し出てください。

（吉原　潔）

Q 66 弱オピオイド薬は医療用麻酔と聞きましたが、大丈夫ですか？

通常の鎮痛薬が効かず、激しい痛みを訴える患者さんに対して、オピオイド系の鎮痛薬を処方する場合があります。オピオイド系鎮痛薬は、オピオイドが脳や脊髄《せきずい》などにある「オピオイド受容体」に作用することで、痛みが脳へ伝達されるのをブロックします。また、痛みを抑える神経伝達物質の働きを活性化する作用もあります。

オピオイド系鎮痛薬は「強オピオイド」と「弱オピオイド」に大別され、頻用されるのは弱オピオイドです。弱オピオイドは非麻薬性で、麻薬とは異なるので危険な薬剤ではありません。製品名ではトラマール、トラムセットなどがあります。NSAIDs《エヌセイズ》（非ステロイド性消炎鎮痛薬）やアセトアミノフェンでは十分な効果が得られない、軽度から中等度の痛みに対する高い鎮痛効果が期待できます。

ただし、副作用も現れやすく、具体的には吐《は》きけ・嘔吐《おうと》・便秘・めまい・口の渇きなどが現れることがあります。少量から始めて、体を慣らしながら徐々に適正な服用量にしていくことで、副作用を抑えることができます。

（吉原　潔）

Q67 強オピオイド系鎮痛薬を使うこともありますか？

強オピオイドは医療用麻薬とも呼ばれ、よく知られているのがモルヒネ（モルヒネ塩酸塩）です。このほか、強オピオイド系鎮痛薬には、オキシコンチンやフェンタニルなどがあります。脳の痛覚中枢に直接作用して効果を発揮し、主にがんの痛みの緩和のほか、手術中や手術後の痛み、外傷による強い痛みなどの軽減に使われます。

最近では、頚椎《けいつい》症や腰痛、変形性膝《ひざ》関節症といった非がん性の疾患《しっかん》にも投与が検討されることがあります。痛みやしびれに対して効果がありますが、慢性疼痛《とうつう》に対しての長期投与についてのエビデンス（科学的根拠）がまだ存在しないため、処方する場合には、我慢できない強い痛みを訴える患者さんに、必要最低限の量を短期的に用い、痛みが軽減したら、別の鎮痛薬に切り替えます。

使用を阻む一因としては、副作用の発現率が非常に高いことです。代表的な症状としては傾眠・吐きけ・嘔吐《おうと》・便秘・めまいなどのほか、ひどい場合は呼吸困難や意識障害を起こすことがあります。さらに、長期の使用で耐性ができたり、精神的・身体的な依存が生じたりする恐れもあり、慎重な処方が必要とされます。

（吉原　潔）

Q68 プレガバリンやミロガバリンにはどんな効果がありますか？

神経が圧迫されたり、ケガで傷ついたりすると、痛みを伝える神経伝達物質が過剰に放出され、神経が異常に興奮して痛みが生じます。痛みの原因であるケガや病気が治っても、神経が興奮したままだと痛みが取れません。このような状態を医学的には「神経障害性疼痛《とうつう》」といいます。治療薬には、プレガバリン（製品名はリリカ）やミロガバリンベシル酸塩（製品名はタリージェ）があり、ビリビリ、ジンジン、ズキズキとした神経性の痛みの改善に効果を発揮します。

これらの神経障害性疼痛の治療薬には、痛みの伝達にかかわるカルシウムイオンが細胞に流入するのを低下させる作用があります。それにより、痛みのもととなる興奮性の神経伝達物質の放出を抑え、鎮痛作用を発揮すると考えられています。従来の鎮痛薬とは違ったしくみで痛みやしびれを抑えるので、ほかの鎮痛薬で効果が得られなかったときにも改善が期待できます。使用初期や使用量を増やしたときに、めまい・眠け・浮腫《ふしゅ》（体重増加）・便秘などの副作用が出やすくなります。

（吉原　潔）

Q69 薬が効かなくなってきました。量を増やしたほうがいいですか？

薬物療法では、一定期間同じ薬を服用しつづけていると、薬を飲んでも効果が得にくくなることがあります。首の痛みが強く、日常生活にも支障が出るような場合は、医師と相談して薬を増やしてもらうといいでしょう。ただし、飲む量を増やすと副作用のリスクも高まるので、その点を考慮して検討してください。

今までの処方を見直すという手段もあります。例えば、今までNSAIDs《エヌセイズ》（非ステロイド性消炎鎮痛薬）を服用していたけれど効かなくなってきたというときは、ほかの系統の薬剤を併用したり、神経障害性疼痛《とうつう》の治療薬（Q68を参照）に切り替えてみたりしてください。また、体質に合わせて、漢方薬を試してみるのもいいでしょう。

薬に頼るだけでなく、痛みが起こらないように日常の動作や姿勢を見直すことも大切です。薬物療法で痛みやしびれが改善してきたら、首を十分動かして、痛みでこり固まっていた首の筋肉のストレッチを行うと、可動域が広がって、痛みが軽減することがあります。運動療法については、第8章で解説します。

（吉原　潔）

Q70 抗うつ薬を処方されましたが、なぜですか？

うつ病・うつ状態を改善する薬として有名なデュロキセチン（製品名はサインバルタ）を、頚椎《けいつい》症の症状を和らげる鎮痛補助薬として処方することがあります。

デュロキセチンがうつ以外の病気にも効果を発揮するのは、うつ病も痛みも、大脳にある左背外側前頭前野《はいがいそくぜんとうぜんや》（ＤＬＰＦＣ）が大きく関与しているからです。ＤＬＰＦＣは判断力や意欲などの感情をつかさどっていますが、この機能が低下すると活力を失ってやる気がなくなり、うつ状態になってしまいます。また、ＤＬＰＦＣには不安・恐怖・悲しみなどの感情を担う扁桃《へんとう》体を制御する作用もありますが、ＤＬＰＦＣの働きが低下するとマイナスの感情が大きくなり、痛みを強く感じるようになります。デュロキセチンはこのＤＬＰＦＣの働きを高める作用があるので、うつ状態にも頚椎症の痛みにも効果を発揮するというわけです。ただし、もともとうつ病で治療中の場合は必ず医師に申し出てください。デュロキセチンは、日本ペインクリニック学会や国際疼痛《とうつう》学会でも、慢性疼痛への第1選択薬とされており、頚椎症による慢性的な痛みに対しても、鎮痛薬としてしばしば用いられます。

（吉原　潔）

Q71 神経ブロック注射で頸椎症は治りますか？

NSAIDs《エヌセイズ》（非ステロイド性消炎鎮痛薬）などの鎮痛薬を使用しても、痛みが軽減しないときや、痛みが我慢できないほどつらいときは、ブロック注射を行うことがあります。ブロック注射とは、痛む部位の神経の近くに局所麻酔薬かステロイド剤を混ぜた局所麻酔薬を注射する方法です。首の神経まわりで起きている炎症・興奮・痛みなどが脳に伝達されるのを遮断《しゃだん》できるので、痛みが抑えられます。

また、ブロック注射には、緊張や興奮をつかさどる交感神経の働きを抑えて血管を広げる働きがあります。その結果、血流を促して新陳代謝を活性化させ、痛みのもとになる発痛物質を洗い流す効果があります。さらに、痛みによって萎縮《いしゅく》していた筋肉のこわばりを和らげ、筋肉の緊張から引き起こされる痛みも軽減できます。

ブロック注射の効果は人によって異なり、やってみないとわかりません。1回の注射で痛みがなくなる人もいれば、半減する人、または効果が一時的な人もいます。数回の注射で痛みが引かない場合に、漫然と続けるのはよくありません。エコー（超音波）検査の機械を使うと、神経根ブロックも外来で安全に施行できます。（吉原　潔）

Q72 後縦靱帯骨化症に有効な薬はありますか？

頚椎後縦靱帯骨化症《けいついこうじゅうじんたいこつか》（Q16を参照）は、今のところ、効果的な治療法が確立していないことから難病指定されている病気です。そのため、治療の決め手となる薬はまだありません。

現在、骨粗鬆症《こつそしょう》の治療薬であるエチドロネート（ＥＨＤＰ）が注目されています。ＥＨＤＰには、組織の石灰化を抑制する作用があり、本来骨組織が存在しない部位に骨形成が起こる「異所性骨化」の治療薬としても用いられています。頚椎後縦靱帯骨化症を異所性骨化の一つととらえると、ＥＨＤＰには骨化の広がりを抑える作用が期待できます。ラットを使った実験でも、靱帯骨化の拡大を抑制するのに有効であることがわかっています。ただし、人に対する試験では、骨化の進行が抑えられたという報告があるいっぽうで、レントゲン写真での変化は認められなかったという報告もあります。こうした点から、現段階では骨化の進行を抑制できる可能性はあるものの、ＥＨＤＰには、確実なエビデンス（科学的根拠）がないことから、頚椎後縦靱帯骨化症に用いる薬としては、健康保険の適用外となっています。

（吉原　潔）

Q73 ビタミンB_{12}やビタミンEには、どんな効果がありますか？

頚椎症《けいついしょう》では、神経が圧迫されたことにより、痛みやしびれなどのさまざまな症状が現れます。また、痛みやしびれが現れると、首の筋肉が過度に収縮して硬くなり、そのためにさらに首を動かさなくなるという悪循環に陥りがちです。

ビタミンB_{12}には、傷んだ神経の修復を促して末梢《まっしょう》神経の痛みやしびれを改善する働きがあることから、頚椎症ではしばしばビタミンB_{12}製剤が処方されます（製品名メチコバール）。ビタミンB_{12}製剤は、貧血やめまい・耳鳴りなどの改善にも使用されます。副作用が現れることはごくまれで、水溶性であることからとりすぎた分は体外に排泄《はいせつ》されるので、過剰症の心配もありません。ただし、強い薬理作用があるわけではないので、人によっては期待したほどの効果が得られない場合もあります。

ビタミンE（トコフェロール酢酸《さくさん》エステル錠）は、血管の血流を改善する作用がありま す。そのため、首周辺の血流を促して、こり固まった首の筋肉を和らげるために用いられることがあります。

（吉原　潔）

Q 74 湿布薬はどこに貼れば効果的ですか？

「温湿布・冷湿布」というのは30年以上前の分類で、現在、広く流通している湿布のほとんどすべてが鎮痛薬の成分であるNSAIDs《エヌセイズ》（非ステロイド性消炎鎮痛薬）が含まれており、効果に差はありません。メントールを含有しているものが多いので、冷湿布と思われがちですが、実際には皮膚へのひんやりとした冷感があるだけで、皮膚の表面温度には変化はありません。温湿布についても同様で、トウガラシに含まれる成分であるカプサイシンという温感物質によって皮膚が刺激されて温かく感じるだけで、皮膚温度が上昇するわけではありません。

湿布には、白くてやわらかい厚手のパップ剤と、薄い布に有効成分を含ませた肌色のテープ剤があります。パップ剤は昔ながらのもので、水分含有量が多いので、貼《は》るときに冷たく感じます。一方、テープ剤は現在の主流で、粘着力が強くてはがれにくいのが特徴です。首に痛みがある場合は、湿布薬をうなじ（首の後ろ）に貼ってください。なお、長時間貼りつづけたり、湿布を貼った部分に直射日光を当てたりすると皮膚がかぶれることがあるので、注意が必要です。

（吉原　潔）

Q75 塗り薬の種類と効果について教えてください。

皮膚に塗る外用薬（塗り薬）は、有効成分が皮膚を通じて体内に入り、患部に到達することで効果が出てきます。頸椎《けいつい》症の場合、鎮痛薬や筋弛緩《しかん》薬などの飲み薬と、消炎鎮痛薬を含んだ塗り薬や湿布を併用するケースが多く見られます。症状が軽ければ、塗り薬や湿布だけ処方することもあります。

塗り薬は、性状によって種類が異なります。半固形の軟膏《なんこう》、クリーム、ゲル、液状ローションがあり、皮膚への浸透や吸収されやすさは、クリーム→軟膏→ローション→ゲルの順とされています。ただし、クリームは軟膏に比べて汗や衣服の影響で取れやすかったりするので、一概にどれがよいという優劣はありません。

軟膏やクリームはただ単に塗るのではなく、皮膚にすり込むのを意識して塗ったほうが効果的です。ゲルは強くすり込むと薬剤がよれてカスが出てくるので、軽く塗布するようにしましょう。中には、ダブルの効果をねらって、塗り薬を塗った場所に湿布を貼《は》る人がいますが、密封効果によって薬剤の血中濃度が上昇してしまいます。副作用のリスクが高まるので、さけたほうがいいでしょう。

（吉原　潔）

Q76 首の痛みに効果のある漢方薬はありますか？

首の痛みで処方される主な漢方薬

薬の名称	効果
葛根湯《かつこんとう》	カゼ薬として有名だが、首の痛みやしびれの治療薬としても用いられる。
薏苡仁湯《よくいにんとう》	痛み・しびれ止めとして使用される麻黄剤。やや慢性化した痛みに適応することが多い。
桂枝加朮附湯《けいしかじゆつぶとう》	冷えがあって、首が痛んで曲げ伸ばしがつらいときによく用いられる。
芍薬甘草湯《しやくやくかんぞうとう》	急激に起こる疼痛や、筋肉のけいれんを伴う痛みに対してよく用いられる。
半夏瀉心湯《はんげしやしんとう》	後頭部の下、肩甲骨の中央より少し上のこりに有効といわれる。

患者さんの中には、化学合成された西洋薬ではなく、天然の生薬を使用した漢方薬を希望する人がいます。整形外科でも漢方薬を扱っているので、漢方薬を希望する場合には、医師に相談してください。健康保険の適用もあります。

漢方薬は、体質を改善して症状を軽減する薬なので、効果が現れるまでに時間がかかります。最低でも2週間、できれば1～2ヵ月は服用を続ける必要があります。

漢方薬のほうが効きやすい人もいるので、ほかの薬であまり効果が出ない場合は試してみてもいいでしょう。（吉原　潔）

第8章

運動療法についての疑問 18

Q77 首を動かすと痛いのですが、運動療法を行っても大丈夫ですか？

痛みがあるのに無理して首を動かしてはいけません。頚椎症《けいついしょう》や頚椎椎間板ヘルニア、頚椎後縦靱帯骨化症《こうじゅうじんたいこつかしょう》などの病気では、脊髄《せきずい》や神経根が圧迫されて、首に痛みが現れています。これに加えて、症状が現れはじめたばかりの急性期は、患部周辺に炎症が起こって、発痛物質が大量に発生しています。まずは、消炎鎮痛薬（Q64を参照）を使用し、疼痛《とうつう》がひどい場合には頚椎カラー装着による局所安静が選択されます。

痛みが軽減し、炎症も治まってきたら、積極的に運動療法を行って首の可動域を広げるようにしてください。痛いからといって長期間首を動かさないでいると、筋肉が萎縮《いしゅく》して症状をますます悪化させる原因になります。首を動かしてみて、痛くない動きを探して、首の運動を行いましょう。肩をすぼめたり両手を上げたりするなど、筋肉の緊張を変えると、首の痛みが軽減して動かせるようになることがあります。また、痛みが強いときはいったん運動を中止して、痛みが軽減したら再開してください。

（吉原　潔）

Q78 高齢ですが運動療法をしても大丈夫ですか？

筋肉量は20代をピークとして年に1％ずつ減少し、50代からは急激に筋肉が衰えていくとされています。高齢者ほど日常的に運動を行って、**首まわりはもちろんのこと、全身の筋肉量を維持してください。**「運動療法」というと仰々しく感じますが、「体操」ととらえればハードルが下がるのではないでしょうか。

体を動かすと、関節や筋肉の柔軟性が向上し、体全体の動きが安定するようになります。つまずいて転倒することが少なくなり、骨折による寝たきりの防止につながります。また、運動による刺激が骨の強化につながり、骨粗鬆症《こつそしょう》や骨折の予防になります。糖尿病や高血圧などの生活習慣病の予防や認知症の予防にも、適度な運動がいいとされています。

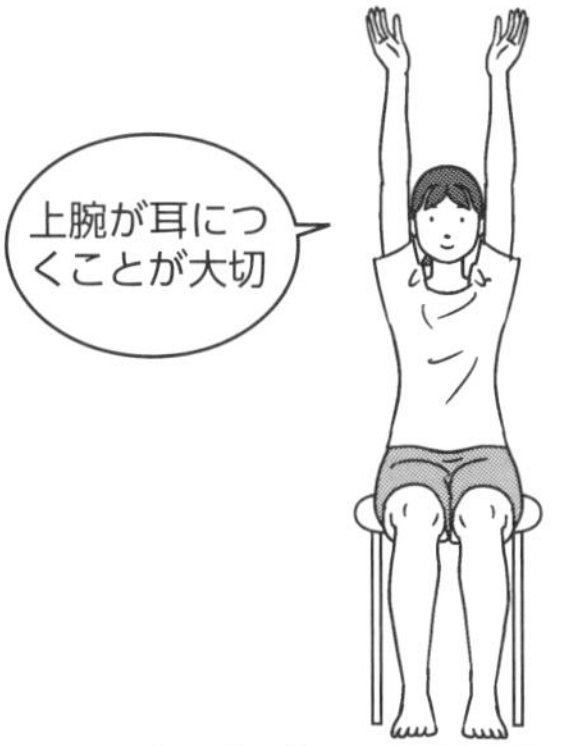

両手を上げて、上腕が耳につかないのは、肩まわりの筋肉が硬直している証拠。

両手を上げたときに、上腕と耳がくっつかない人は、肩まわりの筋肉が相当に硬くなっています。運動を習慣にしてください。

（吉原　潔）

Q79 運動療法をしてはいけない人はいますか？

首の筋肉をはじめ、その周辺の肩・胸・背中の筋肉をゆるめるストレッチは、頚椎《けいつい》症の症状を緩和させるのに効果的です。また、ウォーキングなどの運動も、筋力維持だけでなく、全身の血流を改善させて首の痛みやしびれを軽減させるのにおすすめです。ぜひとも毎日の習慣として取り入れてほしいものです。

ただし、**運動療法をしていいかどうかは、まずは担当医に相談してください。**急性期で首の痛みが強いときには、運動は禁忌《きんき》で、安静が推奨されます。また、重い心血管系障害がある人や重症の高血圧の人、腎臓《じんぞう》が悪い人などは、内科の先生とも相談したうえで、運動を制限するようにいわれるかもしれません。しかし、単に首や肩を回して動かす体操や、ラジオ体操がドクターストップになったという話はあまり聞いたことがありません。

患者さんの状態を一番把握しているのは担当医です。むしろ、医師に積極的に相談して、首の痛みを改善するストレッチなど、適した運動を指導してもらうといいでしょう。

（吉原　潔）

Q 80 運動療法で手足のしびれは改善しますか？

結論からいうと、改善する場合と改善しない場合とがあります。

頚椎《けいつい》症性神経根症など、神経根が圧迫されている場合には、首、肩、手指にかけてのしびれや痛み、力が入りにくいといった症状が現れます。これらの症状は、多くの場合、薬物療法や運動療法などの保存療法を行うことで徐々に治まっていきます。つまり、神経根が圧迫されている場合には、運動療法は有効といえます。

いっぽう、頚椎症性脊髄《せきずい》症などで、脊髄が圧迫された「脊髄症状」が現れている場合は、運動療法だけでは改善しません。軽度の場合であれば、運動療法で進行を抑える治療が行われることもありますが、手指がしびれて箸《はし》使いやボタンの掛けはずしがうまくできないなど、巧緻《こうち》運動障害と呼ばれる症状が現れたり、排泄《はいせつ》障害や歩行障害が現れたときには、神経のダメージが強く出ているサインなので、運動療法だけでは症状の改善は見込めず、手術が検討されます。

特に、歩行障害が現れている場合には、転倒により首をひねると全身のマヒにもつながりかねないので、多くの場合、運動よりも手術が必要になります。（吉原　潔）

Q 81
首の筋肉を鍛える運動にはどのようなものがありますか？

首の主な筋肉

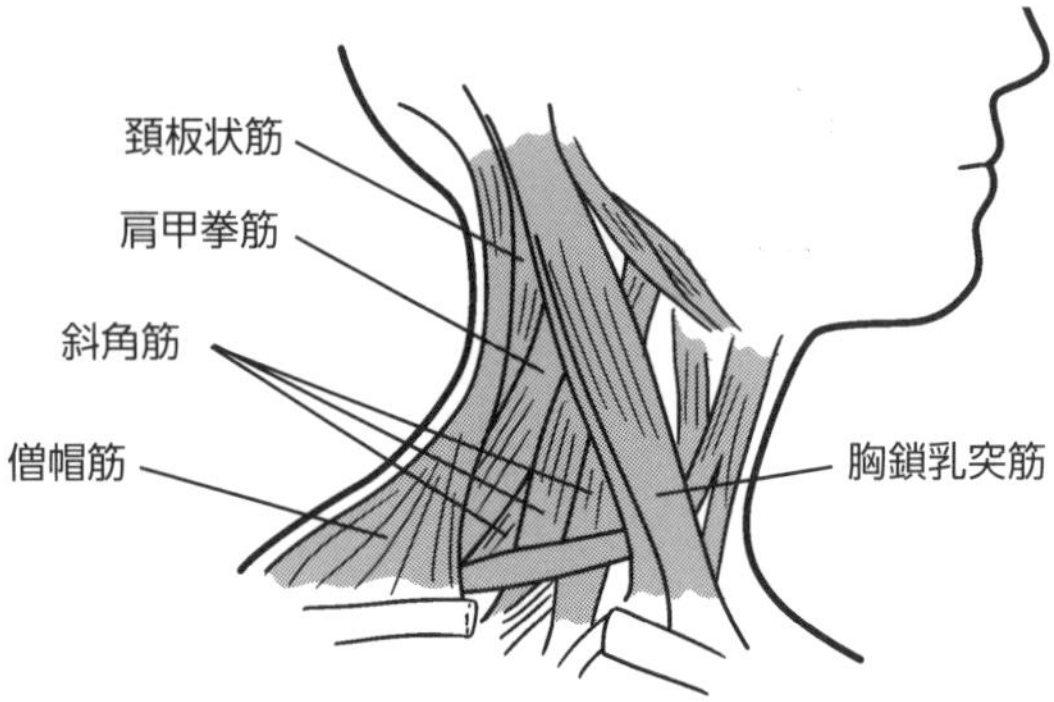

首の筋肉は、頭の重さを支える筋力があれば十分で、首をよく動かして、筋肉の硬直を取り、可動域を広げることが肝心です。首の筋肉を維持したいなら、頭の重みを利用した「寝ころび首上げ体操」を行うといいでしょう。あおむけ、うつぶせ、横向き寝（左右）、それぞれの状態で、頭を持ち上げる運動がおすすめです。胸鎖《きょうさ》乳突《にゅうとつ》筋、斜角《しゃかく》筋、頭板状《とうばんじょう》筋・頸板状《けいばんじょう》筋など、首や肩の筋肉が鍛えられます（上の図を参照）。座位や立位で肩をすくめる運動では僧帽《そうぼう》筋が鍛えられます。頸椎《けいつい》には背中や肩まわりの筋肉が付着しているので、腕や肩をグルグル回す運動も効果的です。

（吉原　潔）

首の筋肉を鍛える運動

寝ころび首上げ体操

●あおむけで首を上げる　●うつぶせで首を上げる

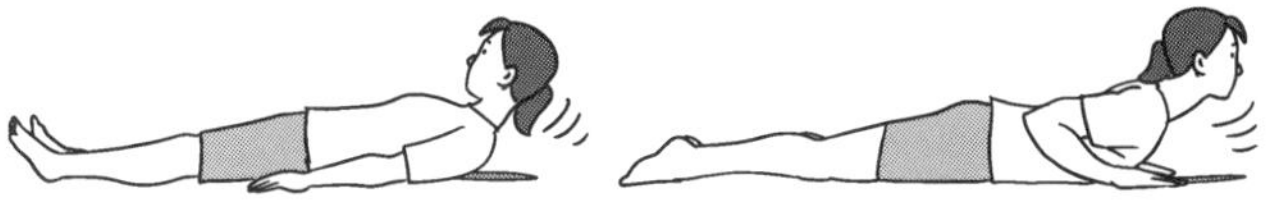

●横向き寝の状態で首を上げる（左右）

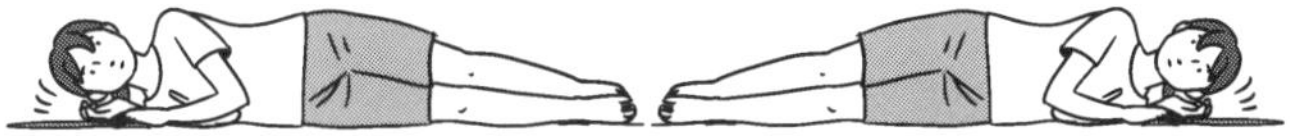

あおむけに寝てゆっくりと首を上げ、その状態を 5 秒保ってもとに戻すことを 10 回くり返す。うつぶせ、左右の横向き寝でも同様に行うのを 1 セットとして、朝と夜の 1 日 2 セット行う。
※首を上げるときは痛まない範囲で行う。

肩すくめ体操

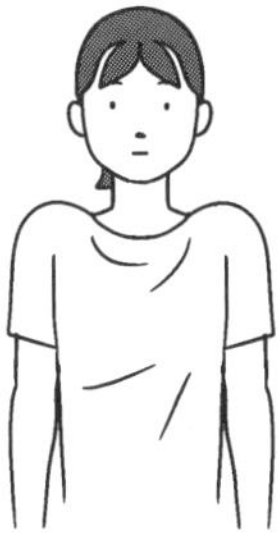

肩をすくめるように持ち上げて 10 秒間キープする。5 回くり返すのを 1 セットとして、朝と夜の 1 日 2 セット行う。

腕回し体操

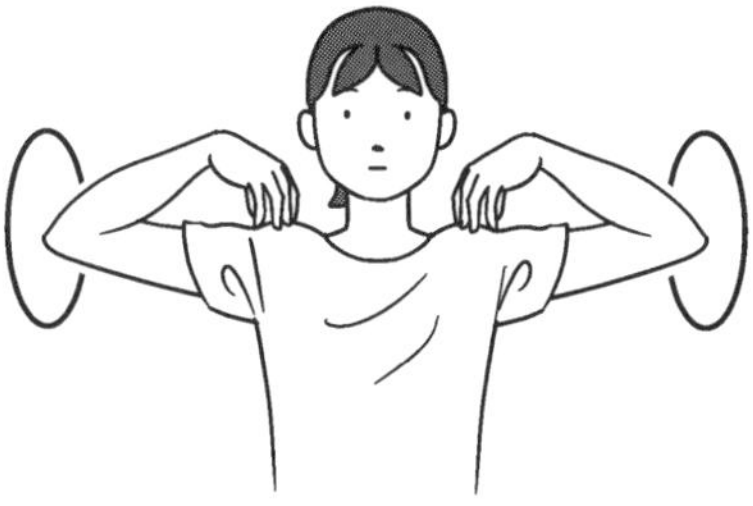

肩に指先を当てて、前回しを 10 回、後ろ回しを 10 回行うのを 1 セットとして、朝と夜の 1 日 2 セット行う。

Q82 首の痛みに効くストレッチはありますか？

「首の痛み」にかんしては、捻挫《ねんざ》や寝違えなど急性に起こるものと、肩こり・首こりに代表されるように慢性的に経過するものとがあります。急性の疼痛《とうつう》は、痛みが強いことが多く、初期の治療は安静であり、動かすのはよくありません。一方、急性期を過ぎた痛みや慢性の疼痛には、積極的に動かすことが推奨されます。ただし、最初からグルグルと首を回して動かしすぎると痛みが増悪してしまう場合があります。

運動をするときは、ストレッチから始めるといいでしょう。ストレッチには、「静的」と「動的」の2種類があります。静的ストレッチは、こり固まって縮んでいる筋肉を広げて伸ばす方法です。初期の段階や中等度の痛みがある場合には、静的ストレッチから始めます。痛みが軽度のときや慢性の鈍痛を感じるときは、動かしながら行う動的ストレッチが適しています。ラジオ体操は、動的ストレッチの一種です。動かしながら行うという点では、むしろストレッチというよりは「運動」ととらえられる場合もあります。首が痛む場合には、首だけでなく、背中や肩のストレッチもあわせて行うことでさらに効果が高まります。

（吉原　潔）

寝違えや肩こりの痛みを軽減するストレッチ

あおむけ首振り体操

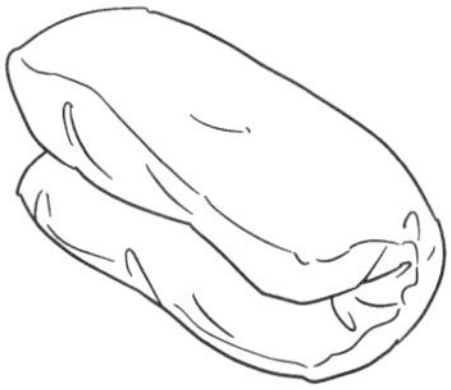

①枕を二つ折りにするか、縦に立てる。

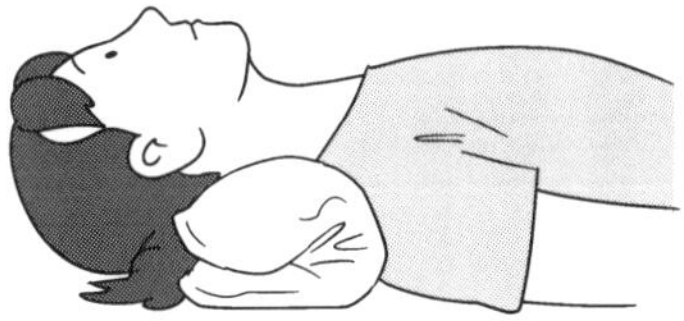

②頭の下ではなく、首の下に枕を当てる。

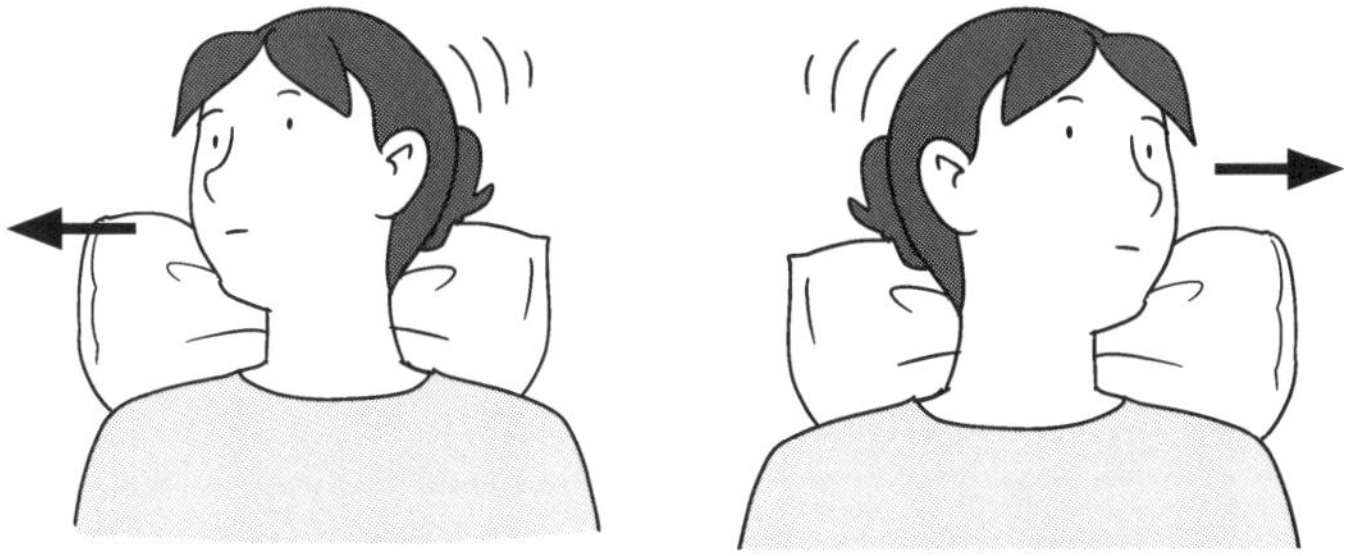

③右を向いたり左を向いたりするのをゆっくり 10 回くり返す。

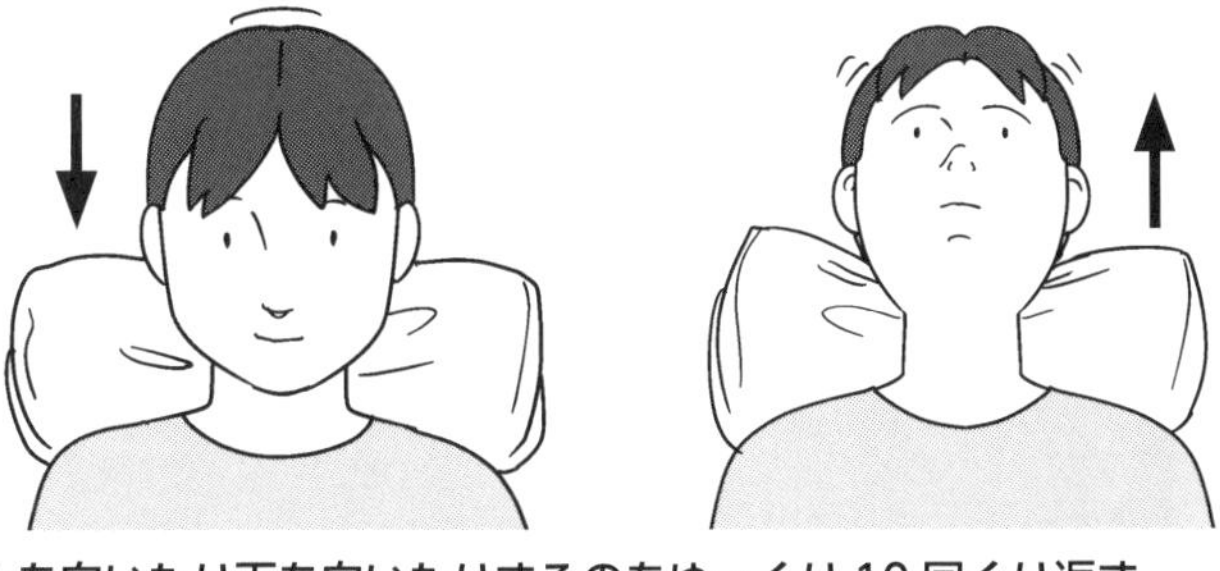

④上を向いたり下を向いたりするのをゆっくり 10 回くり返す。
※③〜④を行うのを１セットとし、朝と夜の１日２セットを行う。
※上を向くときは痛まない範囲で行う。

Q83 首の可動域を広げる運動はありますか？

可動域とは、首の動く範囲のことです。頸椎《けいつい》症などの首の病気がある人は、痛みのために首の筋肉が突っぱって、柔軟性が失われて可動域が狭まっていることが少なくありません。すると、首を動かすことが減り、首の筋肉も伸び縮みしないので、血流が悪くなり、老廃物がたまり痛みが悪化するという悪循環に陥りがちです。首を十分に動かして筋肉をほぐし、首の可動域を広げてください。特に、頸椎症の人は首を反らすと痛みが強まるので、痛みが出ない範囲で無理をせず行いましょう。（吉原　潔）

可動域を広げる運動

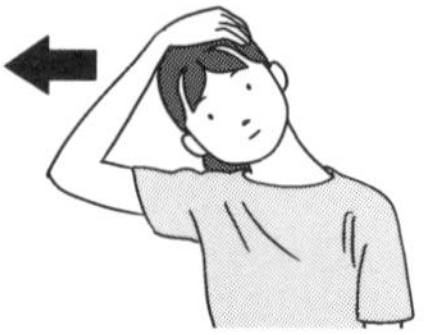

①右手を左側の側頭部に置き、首だけを右真横にゆっくり傾けて首の左側の筋肉を伸ばす。15 秒間キープしてからもとの姿勢に戻り、反対側も同様に行う。

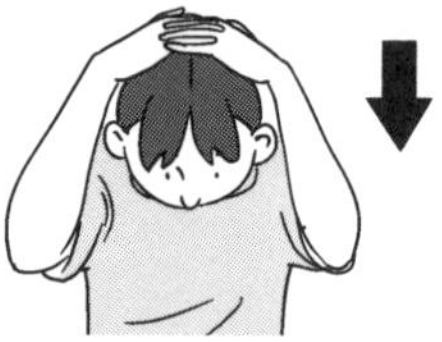

②首の後ろで両手を組み、あごを胸につけるように頭を下げて首の後ろの筋肉を伸ばす。15 秒間キープしてからもとの姿勢に戻る。

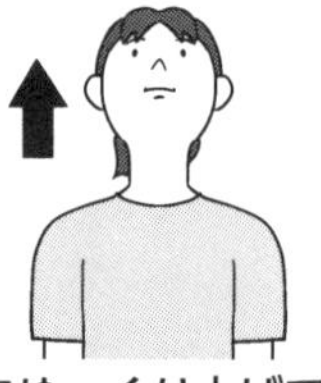

③あごをゆっくり上げて首の前の筋肉を伸ばす。15 秒間キープしてから頭をもとに戻す。

※①～③を行うのを 1 セットとし、朝と夜の 1 日 2 セット行う。

※あごを上げるときは首が痛まない範囲で行う。

Q84 頸椎症は運動で治りますか？

頸椎症《けいつい》は、加齢によって椎間板や骨などの頸椎構造に変性・変形が生じ、神経が圧迫される病気です。首の痛みが強いときには、頸椎カラー（Q56を参照）などの装具を用いて頭部を固定し、安静にして過ごします。鎮痛薬（Q64を参照）が処方され、麻酔薬などを首に注射する神経ブロック注射（Q71を参照）を行うこともあります。

痛みが治まってきたら運動療法を行います。首の痛みやしびれなどの神経症状が軽度のときには、頸椎自体を動かすよりは、肩を回したり動かしたりと頸椎の周辺を動かす運動がおすすめです。治るまでには数ヵ月以上かかることが多く、激痛の時期は安静にし、その後は適度な運動を行い、多少時間がかかっても焦らずに治療します。

ただし、頸椎症性脊髄症《せきずい》は、初期の段階で症状が軽度であれば保存療法が行われますが、進行して手指の細かい作業ができなくなる「巧緻《こうち》運動障害」や排泄《はいせつ》障害、歩行障害が現れた場合は、手術が検討されます。この場合は、手術後のリハビリとしての運動療法が肝心です。担当医や理学療法士の指導に従って、運動を行ってください。

（吉原　潔）

Q 85 頸椎症性神経根症を改善する運動療法はありませんか？

頸椎《けいつい》症性神経根症は、自然治癒《ちゆ》することが多く、第1選択となるのは保存療法です。急性期で首の痛みが強いときには首を動かさず、安静を保ちます。特に、椎間孔《ついかんこう》（神経の出口）が狭くなる後屈動作（首を反らせる動作）は、神経根を圧迫して症状を悪化させるのでさけたほうがいいでしょう。しかし、**急性期が過ぎて痛みが落ち着いてきたら、頸椎がもとどおりに動くように、後屈運動（痛みが出ない範囲で行う）を含めた運動療法「四つんばい首体操」を行っていきます（左ジペーを参照）**。

神経根症の症状は、首から上肢《じょうし》の指先までに現れます。症状は人によってさまざまで、握力が落ちるケースが多く見られます。また、指をそろえることはできても、指と指を離したジャンケンの「パー」ができなくなることもあります。こうした場合には、しびれや痛みのために動かせない部分を集中的に動かす指の運動を行うといいでしょう（134ジペーを参照）。通常、神経根症の症状は片側に現れるので、リハビリの目標は、症状がないほう（健側《けんそく》）と同様に動かせるようにすることです。（吉原　潔）

頸椎症性神経根症を改善する運動①

四つんばい首体操

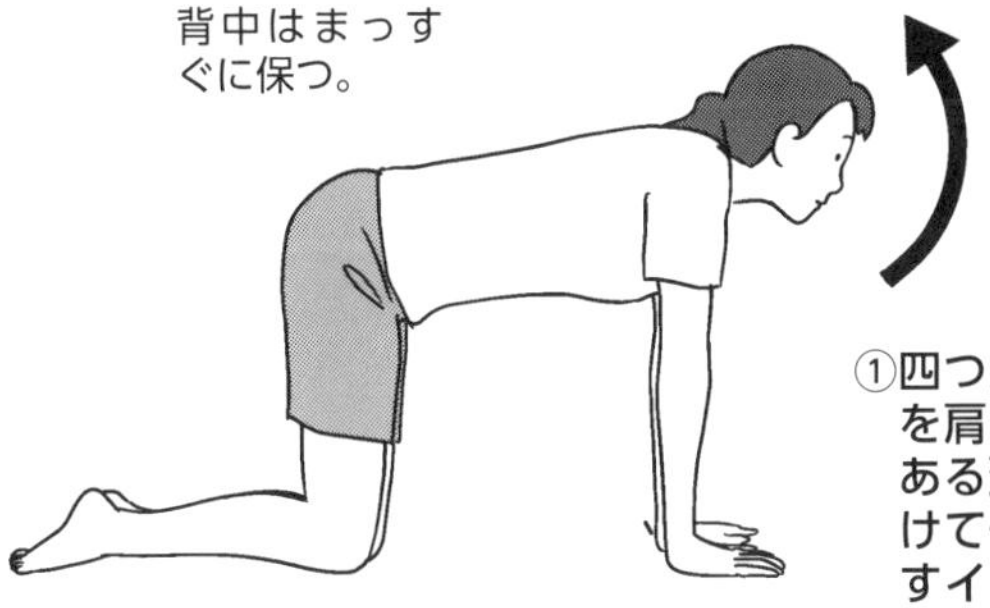
痛みが出ない範囲で
頭を上げる。
背中はまっすぐに保つ。
頸椎を一つずつ順番に動かすイメージで行う。

①四つんばいになり、両腕を肩の真下に置く。７つある頸椎を首から頭にかけて一つずつ順番に動かすイメージで、ゆっくりと頭を上げていく。首を上げると痛みが出る場合は無理をしないこと。

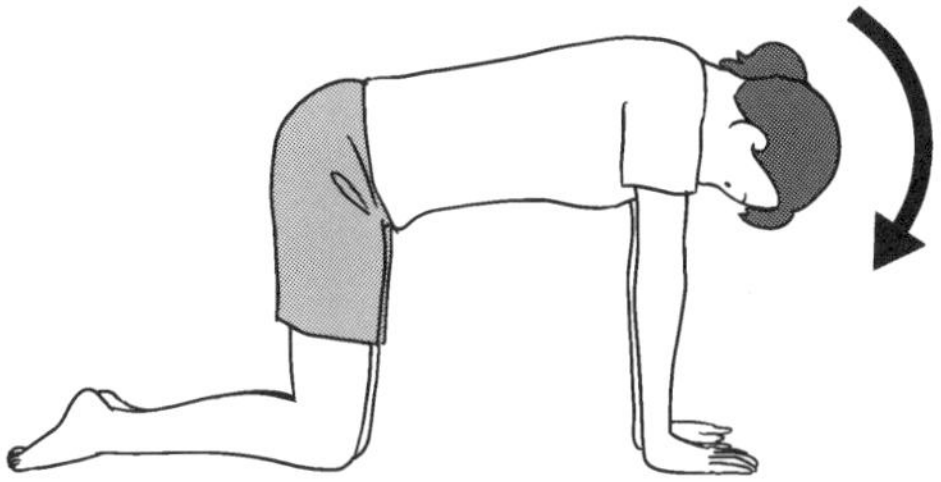

②次に、頸椎の一つひとつを意識しながら、首から頭にかけてゆっくりと頭を下げていく。

※①～②を 10 回くり返すのを１セットとして、朝と夜の１日２セット行う。単に頭の上げ下げの運動でなく、「頸椎を首から頭にかけて一つずつ順番に動かす」のが、この運動の最重要ポイント。

頸椎症性神経根症を改善する運動②

素早くグーパー運動

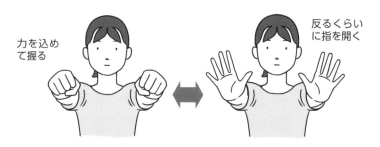

両手を前に突き出し、素早く指を握って開く動作をくり返す。20回グーパーをくり返すのを1セットとして、朝と夜の1日2セットを行う。症状が現れている側の指の動きが、症状がないほうの側の指の動きと同様になるのが目標。

指そろえ・指開き運動

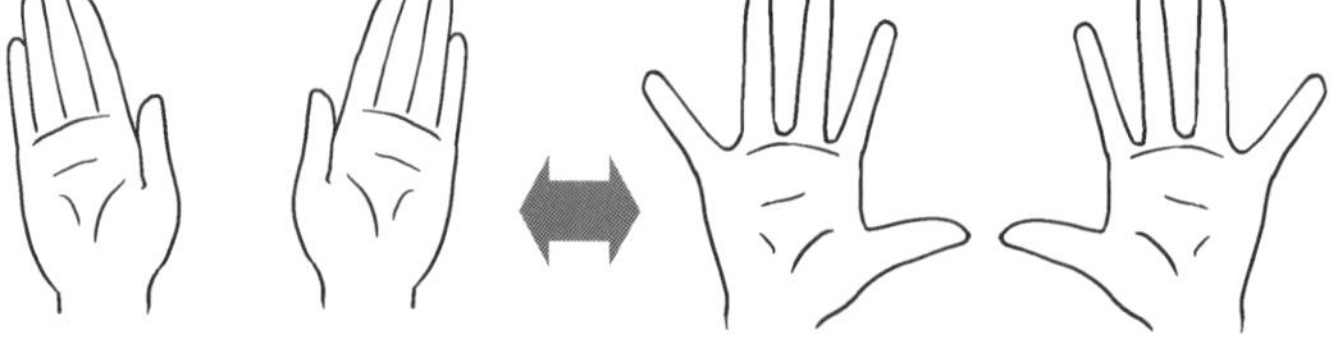

両手の指をそろえる→指と指の間隔を広げるという動作をくり返す。20回くり返すのを1セットとして、朝と夜の1日2セットを行う。症状が現れている側の指の動きが、症状がないほうの側の指の動きと同様になるのが目標。

Q86 頸椎症性脊髄症の運動療法はありますか？

頸椎症性脊髄症《けいついしょうせいせきずいしょう》では、ボタンの掛けはずしがうまくできない、箸《はし》がうまく使えない、字を書くのが下手になるなど、手指の細かい作業ができなくなる「巧緻《こうち》運動障害」が現れます。足がもつれる歩行障害は必発（必ず現れること）で、頻尿・尿もれ・便秘などの排泄《はいせつ》障害が見られることもあります。こうした脊髄症状が現れた場合には、手術を行います。そのままにしていては治らないばかりか、身体能力がどんどん低下してしまうからです。手術の適否や時期にかんしては、担当の先生とよく相談してください。**脊髄症の治療では、適切な時期に手術を受け、術後のリハビリとして運動療法を行うのが最も効果的です**（手術については第９章を参照）。

脊髄症の症状は下半身に現れるので、患者さんは、下肢の脱力による運動障害のために運動不足になっており、足腰の筋力が低下している傾向にあります。そこで、術後の**運動療法の一つとしておすすめしたいのが「テーブルスクワット」です**（次ジペーを参照）。テーブルにひじから先をつけて、上半身の重みをテーブルで支えながら行うスクワットなので、転倒する心配が少なく、正しい姿勢で行えます。

（吉原　潔）

テーブルスクワットのやり方

①股関節を曲げて上体を前傾させ、ひじから先をテーブルにつけて体重を支える。

②股関節を曲げてお尻を落としながら、ゆっくりとイスに近づいていく。

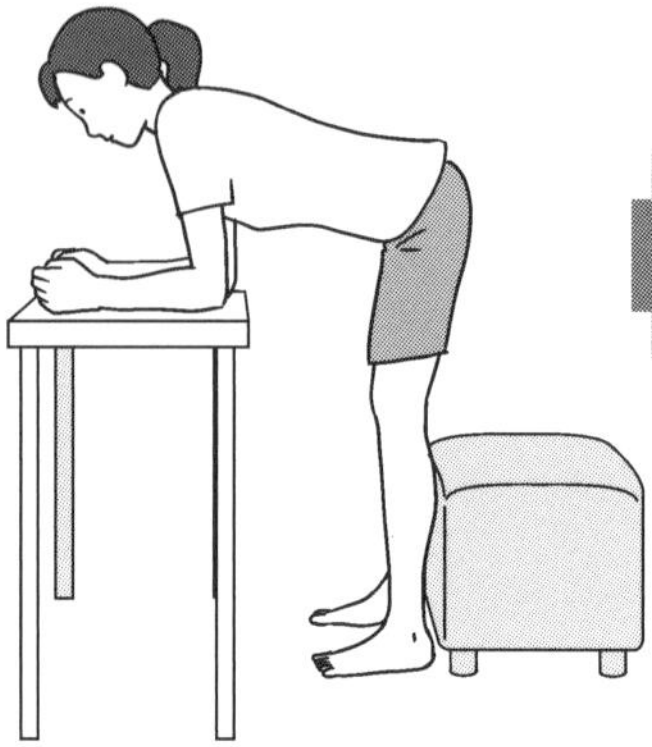

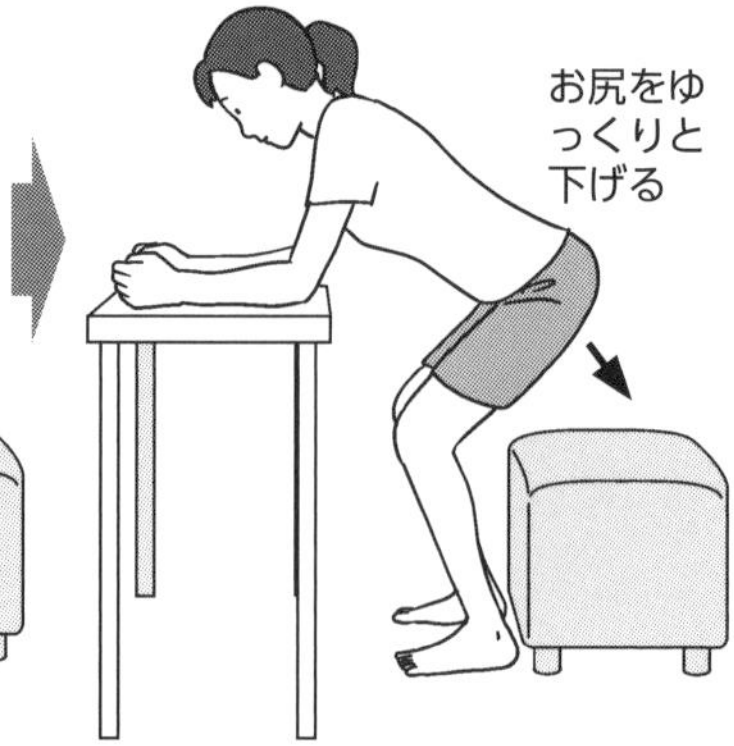
お尻をゆっくりと下げる

③できる範囲で、お尻をイスに近づけたら、①の姿勢に戻る。立ち上がるときには、ひざは完全に伸ばさない。

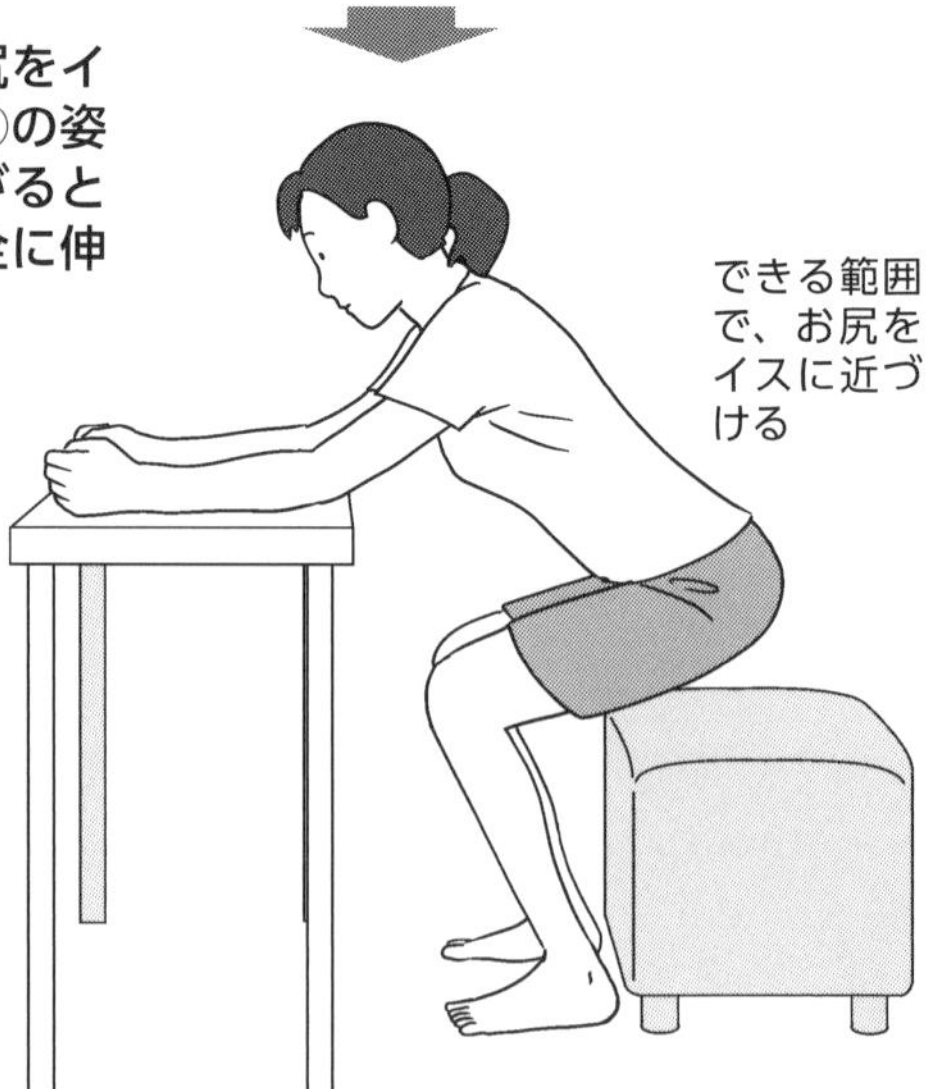
できる範囲で、お尻をイスに近づける

ポイント

できるだけゆっくり行う。3秒かけてしゃがみ、3秒かけて立ち上がるくらいの速さが目安。

※①～③を10回くり返すのを1セットとし、週に3～4セット行う。

Q 87 頸椎椎間板ヘルニアを改善する運動療法はありますか？

頸椎《けいつい》椎間板ヘルニアは、椎骨と椎骨の間でクッションの役割をしている椎間板の中心部（髄核《ずいかく》）が背中側に飛び出て、神経を圧迫するために発症します。飛び出た髄核が神経根を圧迫すれば、頸椎症性神経根症の症状が現れ、脊髄を圧迫すれば、頸椎症性脊髄症や頸椎後縦靱帯骨化症《こうじゅうじんたいこつか》と同様の症状が現れます。

神経根を圧迫している場合には、「四つんばい首体操」（Q85を参照）など、頸椎症性神経根症の運動を行ってみてください。脊髄を圧迫している場合は、手術が必要になることがあります。手術の必要性や適した運動療

圧迫される神経による分類

脊髄症のグループ

頸椎症性脊髄症
頸椎椎間板ヘルニア
頸椎後縦靱帯骨化症

●主な症状
・手指や腕にしびれがある
・箸やボタン掛けなどの細かい作業がしづらい
・足がもつれて転倒しやすい
・排尿しにくい、尿もれする、便秘がひどい
・腕が動かしにくい
・足の筋肉に突っぱりがある

神経根症のグループ

頸椎症性神経根症
頸椎椎間板ヘルニア

●主な症状
・うがいなど、上を向き首を反らせる姿勢がつらい
・首を動かすと肩甲骨まわりに痛みが走る
・肩から上肢にかけての痛み、しびれがある
・上肢の力が入りにくい
・ペットボトルのフタが開けられない

法については、担当医とよく相談してください。
頸椎椎間板ヘルニアが起こる原因として、頸椎の自然な前弯《ぜんわん》が失われた「ストレートネック」になっていることがあげられます。ストレートネックになると、首とあごが前に突き出た姿勢になります。指であごをグッと押し込むようにしたり、直径10センチ程度の軟らかいゴムボール（ストレッチボール、ジムボール、エクササイズボールなどと呼ばれる）を後頭部と壁の間に挟んで押したりする「あご押し体操」を行って、頸椎の自然な前弯を取り戻してください。ストレートネックについては、Q92でもくわしく解説しています。

（吉原　潔）

あご押し体操

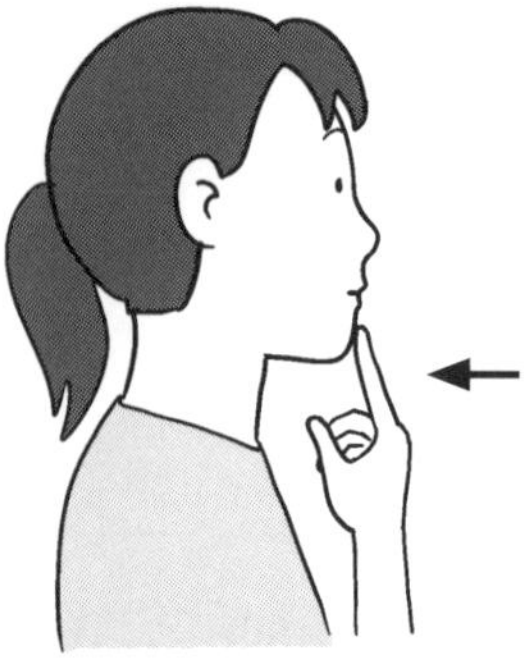

人さし指をあごに当て、ゆっくりと押し込んで10秒間キープする。3回くり返すのを1セットとし、朝昼晩に加え、デスクワークの休憩中やテレビを見ているときなど、1日5セットを目安に行う。

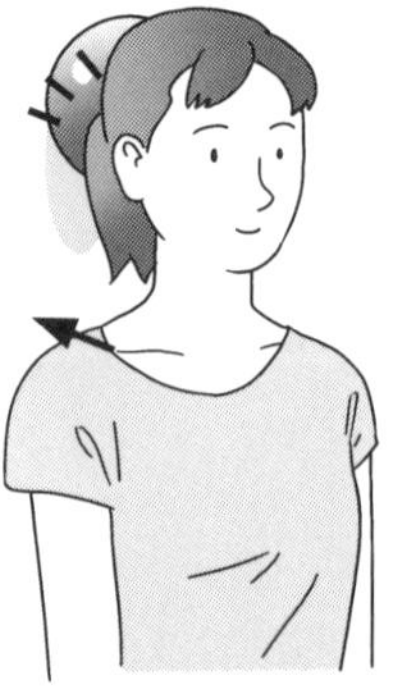

後頭部と壁の間にボールを挟み、ボールを押しつぶすように首を後ろに引いて10秒間キープする。3回くり返すのを1セットとし、朝と夜の1日2セット行う。

Q88 後縦靱帯骨化症は運動で改善しますか？

頸椎後縦靱帯骨化症《こうじゅうじんたいこつか》で、運動療法が有効なのは軽症の場合だけです。症状が軽度であれば保存療法が行われることもありますが、病状が進行すれば手術が望ましく、術後には運動療法（リハビリテーション）が行われます。

後縦靱帯骨化症では、術後の運動療法が非常に重要です。痛みで体が動かせずにいたために、体力や筋力が低下していたり、関節の動きが悪くなっていることが多いので、運動療法に励み、これらを改善してください。

術後の運動療法には、「筋力増強訓練」「関節可動訓練」「運動平衡《へいこう》訓練」などがあります。筋力増強訓練は、足や体全体を動かすことで筋力の回復・強化を図ります。関節可動訓練は、自力または理学療法士などに助けてもらいながら関節を動かす運動で、硬くなった関節の動きをよくして筋肉の血流を改善します。運動平衡訓練は、座る・立つ・歩くなどの運動を行い、体のバランスを養います。ただし、やり方によっては頸椎《けいつい》や筋肉を傷めたり、転倒などで思わぬ事故を引き起こす恐れがあります。自分の判断で行わず、医師や理学療法士の指導のもとで行ってください。（吉原　潔）

Q 89

運動療法の効果がだんだん感じられなくなってきましたが、なぜでしょうか？

運動療法の目的は、筋力を強化し、筋肉の緊張をほぐして動きをスムーズにすることにあります。また、ネコ背の姿勢や、長時間の同じ姿勢での作業などは、頸椎《けいつい》に大きな負担をかけてしまいますが、運動療法でこうした悪い姿勢を改善し、痛みの出ない正しい姿勢が維持できるようにしていくことも非常に重要です。

運動療法は、すぐに効果が現れる治療法ではありませんが、最低でも1ヵ月以上は続けてみてください。ただし、運動中に痛みが悪化した場合は、すぐに中止して医師に相談してください。

体操やストレッチなどの運動を続けていると、効果が感じられなくなることがあります。その場合は、**いつのまにか運動のしかたが自己流になっているかもしれません。頸椎の状態が変わり、指導された体操が適切でなくなっている場合もあります。**適切でない運動を続けていると、むしろ、症状を悪化させてしまう恐れもあるので、効果がなくなったと感じたときは、医師や理学療法士に相談してください。（吉原　潔）

Q90 再発を防止するには、何に注意すればいいですか？

首の痛みが改善されたからといって油断していると、症状が再発することもあります。日ごろから首をよく動かして、筋肉の柔軟性を保ち、可動域を広げるような体のメンテナンスを心がけてください。

頸椎《けいつい》症や頸椎椎間板ヘルニアなどの病気になりやすい人は、もともとの姿勢が悪いことが多く、ネコ背の姿勢がクセになっている傾向があります。頸椎の自然な前弯《ぜんわん》が失われて、まっすぐになった「ストレートネック」になっている人も多く、いったんは病気が治っても、悪い姿勢を続けていると、再び症状が現れる危険性が高いといえるでしょう。

ふだんの姿勢や動作を見直して、頸椎にかかる負担を軽くすることが再発防止につながります。Ｑ92では、ストレートネックを改善する体操を、Ｑ93では、ネコ背を直す方法について紹介しています。これらを参考に正しい姿勢を維持して再発予防に努めてください。

（吉原　潔）

Q 91 首の痛みに加えて肩こりもつらいです。いい運動はありますか？

肩こりとは、症状を表す言葉で、首や肩周辺の筋肉に生じるこりや張り、突っぱり、重だるさ、痛み、こわばり、違和感などの総称です。症状がひどい場合には、頭痛や吐《は》きけを伴うこともあります。

肩こりの主な原因としては、姿勢の悪さがあげられます。デスクワークやパソコン・スマートフォンの操作、車の運転などのさいに、ネコ背や前かがみなどの姿勢を長時間続けると、筋肉がだんだん硬くなってきます。すると、筋肉内の血管が押しつぶされて血流不足となり、肩こりとなって現れるのです。

このほか、頸椎《けいつい》の病気による痛みによって、首や肩などの周辺の筋肉が緊張してしまうことがあります。すると、二次的な症状として肩こりが現れます。この場合は、もともとの頸椎の病気を治すことはもちろん、肩こりに対しても対処する必要があります。鎮痛薬や筋弛《し》緩《かん》薬などを服用しつつ、「肩すくめ首回し」（左ページを参照）で血流を回復し、肩こりを改善してください。

（吉原　潔）

肩こりに効く運動の一例

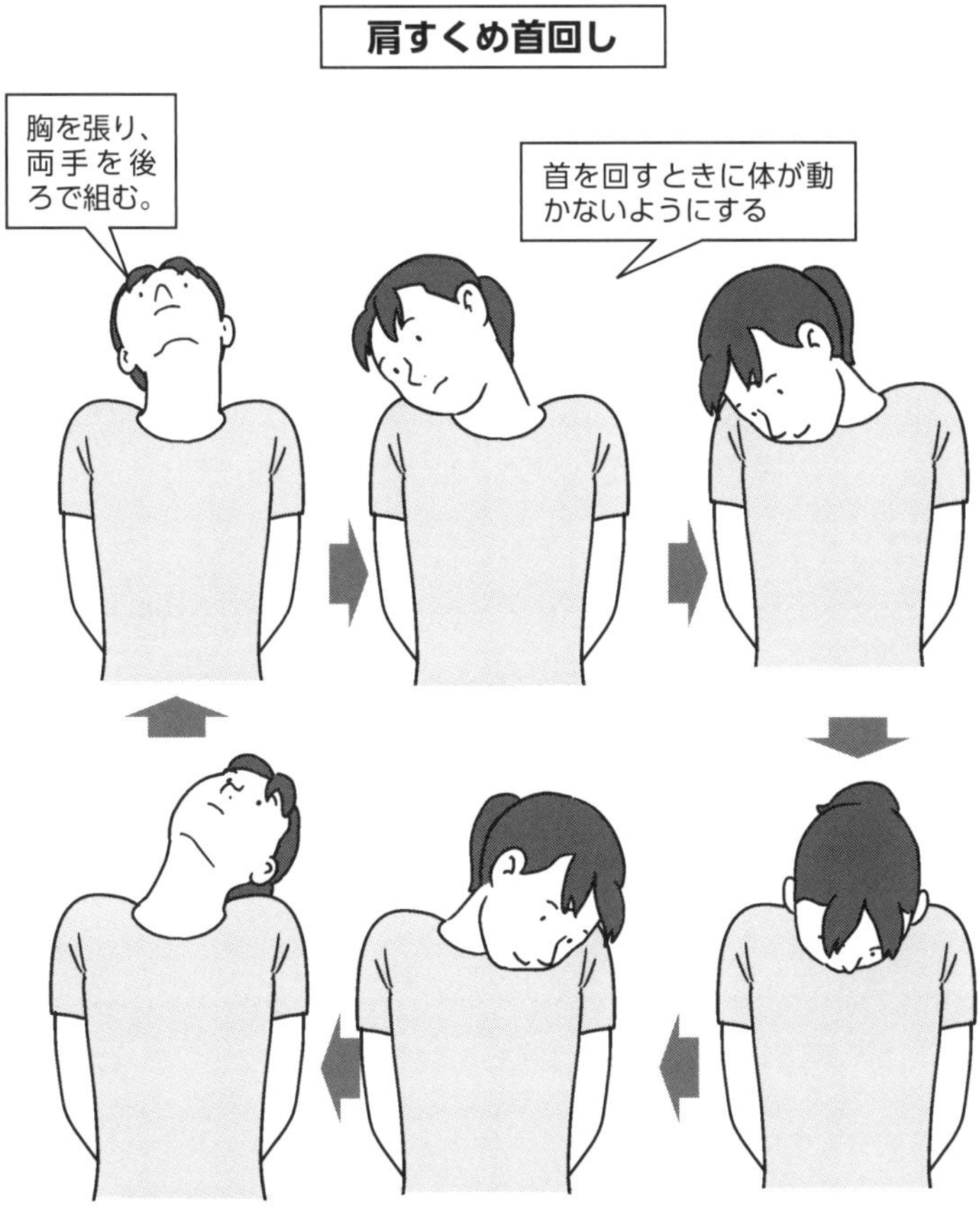

両手を後ろで組む。次に、肩をすくめるように持ち上げて、その状態で首を回す。10 回回したら、逆方向に 10 回回すのを 1 セットとし、朝昼晩の 1 日 3 セット行う。

Q92 ストレートネックの改善法はありますか？

ストレートネックとは

●正常　　●ストレートネック

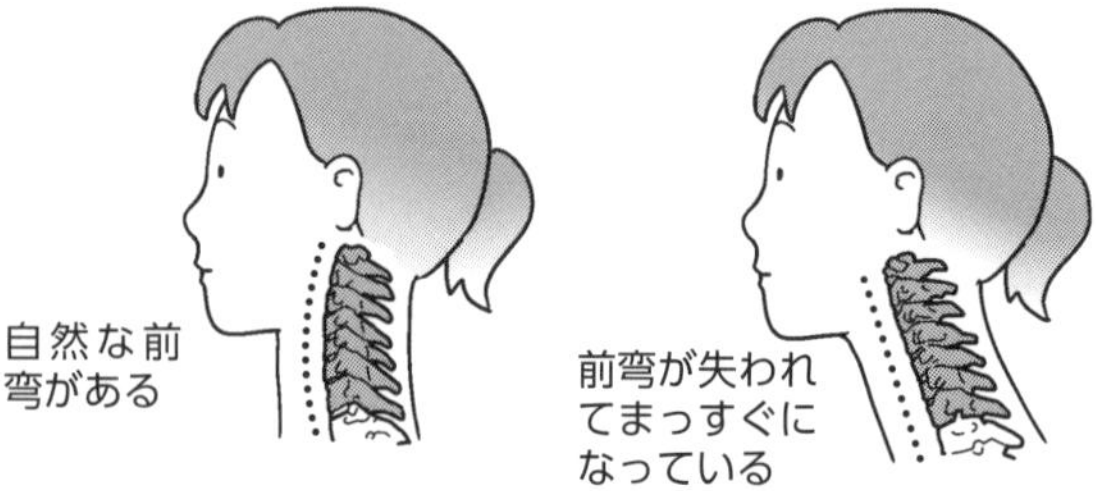

健康な人の頸椎《けいつい》は、ゆるやかに前方に弧《こ》を描いています（生理的前弯《ぜんわん》）。頸椎の病気やケガ、肩こり・首こりなどで、首の筋肉に異常な緊張が生じると、カーブが消失して首の骨がまっすぐになった「ストレートネック」になります。さらに悪化すると、正常とは逆のカーブ（頸椎後弯《こうわん》）や、逆のS字カーブになってしまいます。

　ストレートネックは別名「スマホ首」とも呼ばれます。うつむいた状態でスマートフォンを見ていると、ストレートネックになりやすいからです。長時間の使用を控える、目の高さで見るようにするなどの姿勢の改善が必要です。また、デスクワークではネコ背にならないようにして、同じ姿勢を続けないようにします。1時間に1回は休憩を取り、首を回すなどのストレッチを行ってください。

ストレートネックを改善する運動として「首ブリッジ」を紹介しましょう（左の図を参照）。「あおむけ首振り体操」（129ページを参照）や「四つんばい首体操」（133ページを参照）も、ストレートネックの改善に有効です。ただし、あおむけ首振り体操では、枕をもう少し硬いストレッチポールなどに替えて行ってください。（吉原　潔）

ストレートネックを改善する運動

首ブリッジ

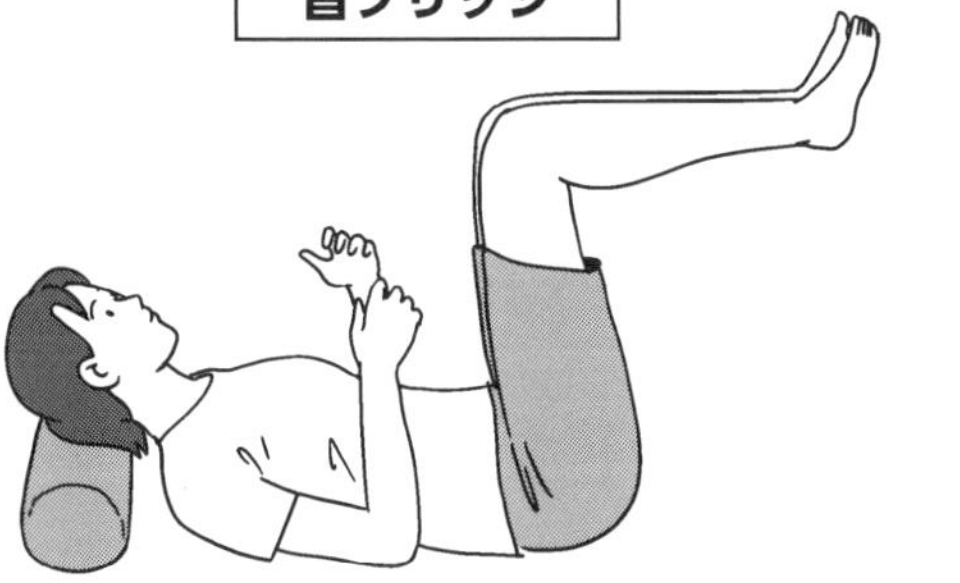

①あおむけになり、ストレッチポールに頭を乗せる。なければ普通の枕の下に本を重ねて高さを作り代用する（頭が沈み込まないものに頭を乗せる）。両ひじを床につけ、両足はひざを曲げて持ち上げる。

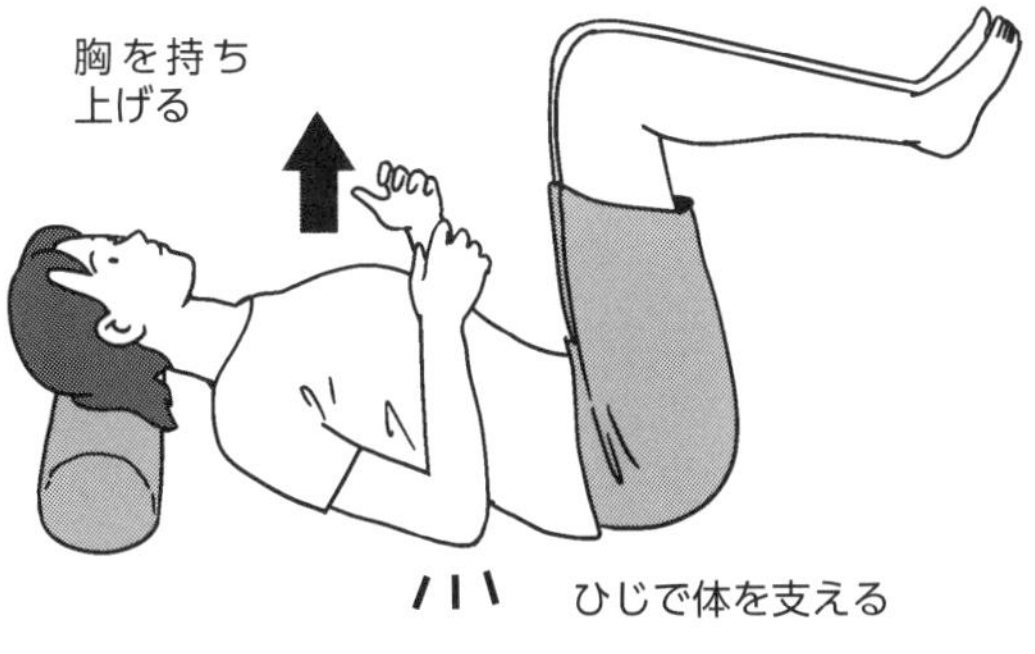

②あごを引いて、胸を持ち上げ、３秒間静止した後にゆっくりともとに戻る。両ひじで体を支えて押し上げるようにすると胸を持ち上げやすくなる。

※①〜②を10回くり返すのを１セットとして、朝と夜の１日２セットを行う。

Q 93 ネコ背を直すいい方法はありますか？

首の痛みの多くは、同じ姿勢を取りつづけたり、姿勢が悪かったりすることから起こりがちです。こまめに首を動かして首の筋肉がこり固まらないようにして、正しい姿勢を意識して維持することが大切です。

正しい姿勢の妨げになるのは、ネコ背の姿勢です。これを直すには、**意識を常に首に向けて、「ネコ背になったらすぐに正す」ということを根気強くくり返します。**

ネコ背にならない意識とは、首の後ろ（点と考えても線と考えてもいい）が背中のラインと一直線になるように心がけることです（左ページを参照）。そのさいには、あごを引くことも忘れないようにしてください。あごを引くことで、首の後ろが背中のラインの延長上にくるようになります。あごを上げてしまうと、全く効果がありません。

また、**ネコ背を矯正するには、「腸腰《ちょうよう》筋」を鍛える筋トレを行うのも効果的です。**腸腰筋は、上半身と下半身をつなぐ筋肉で、腰椎《ようつい》（背骨の腰の部分）を支える役割があります。胴体の腰の部分が安定すれば、背中の自然なＳ字カーブが保てるようになり、その結果、ネコ背も解消できるというわけです。

（吉原　潔）

ネコ背の姿勢の直し方

●首と背中が一直線になるようにする

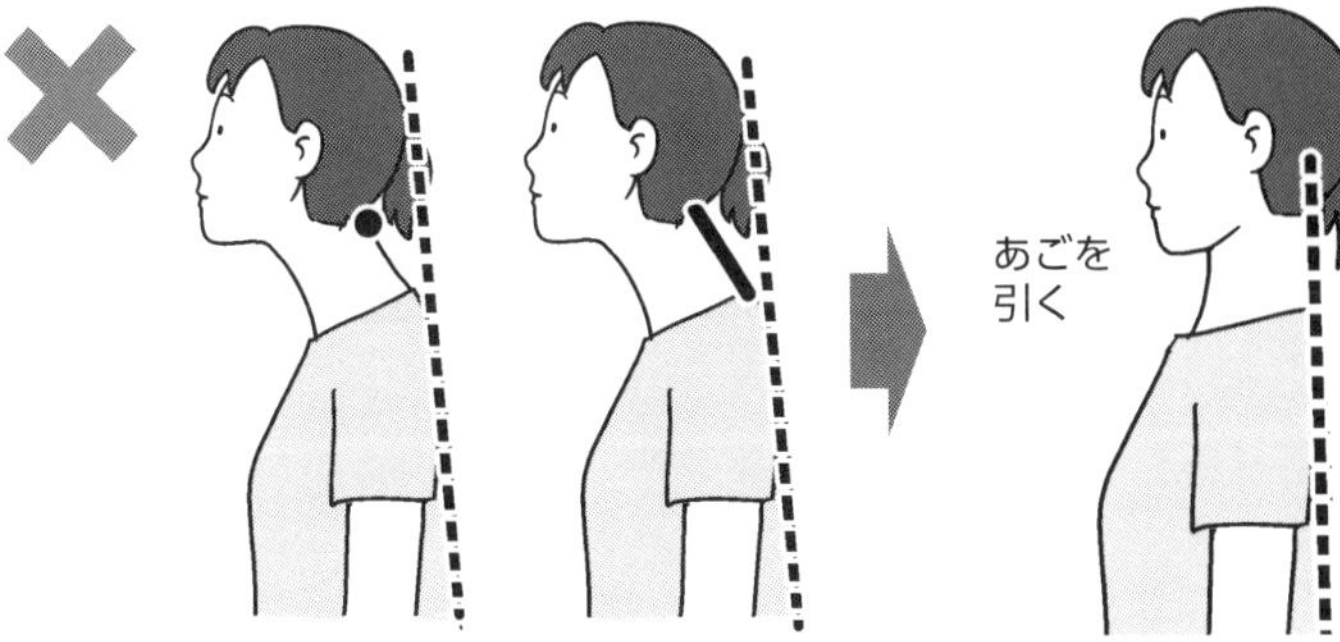

あごを引き、首の後ろ（点と考えても線と考えてもいい）が背中のラインと一直線になるような姿勢を心がける。

●腸腰筋の筋トレ

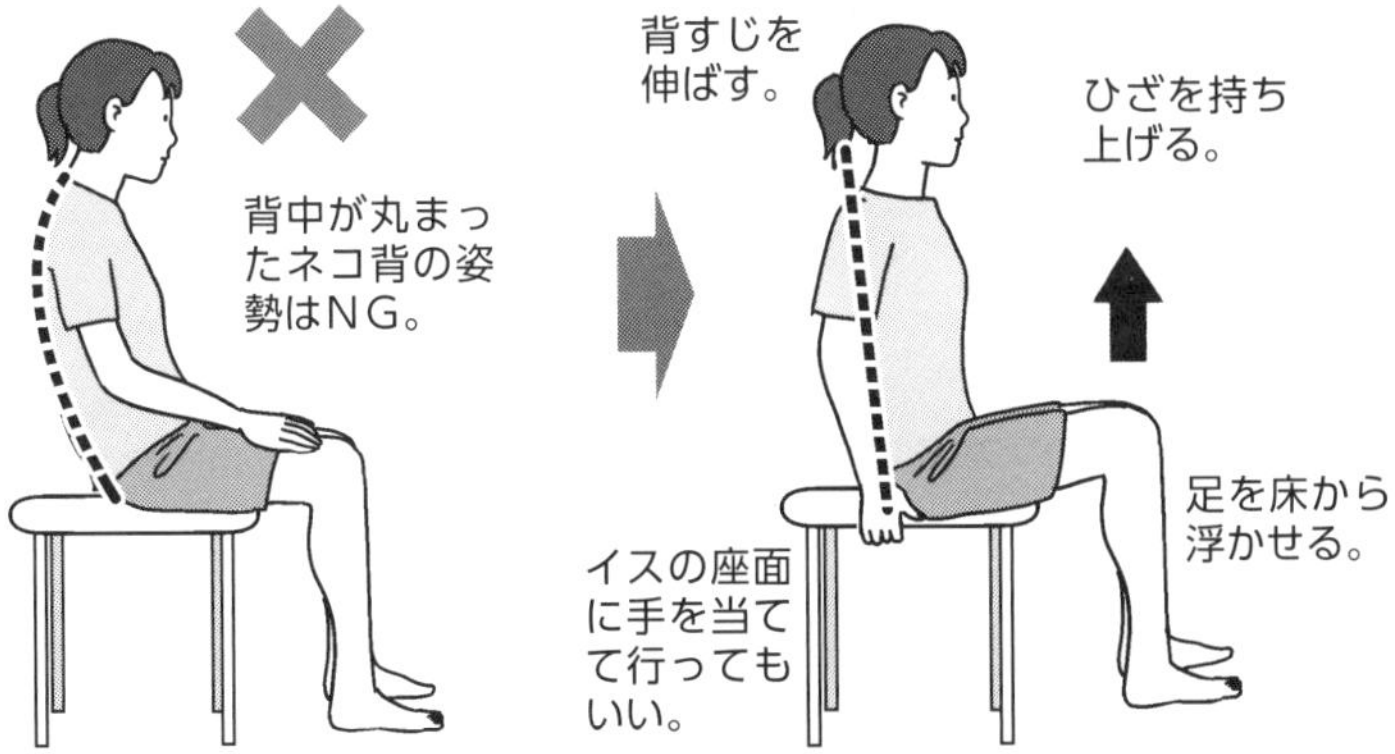

イスに座り、背すじを伸ばした状態で、足が地面から離れるようにひざを持ち上げてキープする。この運動は意外に難しく、背中が後方に傾いてしまう人は、イスの座面に手を当てて補助するといい。

※ひざを持ち上げて 10 秒間キープし、3 回くり返すのを 1 セットとし、朝昼晩の 1 日 3 セット行う。

Q94 痛みが引いたら、もう運動しなくてもいいですか？

体操やストレッチなど、首の痛みを改善するための運動療法は、できるだけ毎日行ってください。また、運動は一度にまとめて行うよりも、1日に何度か行うなど、こまめに行ったほうが、頸椎《けいつい》を常にいい状態に保つことができて効果が高まります。

なお、首の痛みがさほど気にならないくらいまで改善したからといって、完全に運動をやめてしまうのは考えものです。運動をやめてしまうと、痛みの再発を引き起こす恐れがあるからです。動かすことが、体のメンテナンスと考えましょう。

頸椎症や頸椎椎間板ヘルニアといった首の病気は、頸椎や首の靱帯《じんたい》（骨と骨とをつなぐ丈夫な線維組織）、椎間板などが加齢によって変形・変性することで発症します。しかし、加齢以外にも、首の筋力の衰えや姿勢の悪さなどが原因で症状が悪化することがあります。こうした筋力低下や姿勢を改善するためにも運動療法は重要です。たとえ痛みのない状態でも、日ごろから首の緊張を取り、可動域を広げることが、再発予防につながります。首に限らず、筋肉や関節をしなやかに保つ運動習慣は、ケガや病気を予防して、健康寿命を延ばすことにつながるでしょう。

（吉原　潔）

第9章

手術についての疑問21

Q 95 どんな症状が出たら手術を検討するべきですか？

頸椎《けいつい》症などの首の病気で脊髄《せきずい》の障害が起きた場合（頸椎症性脊髄症）に手術が必要になるのは、脊髄が主に骨棘《こつきょく》（骨のトゲ）やヘルニア、変性して膨隆《ぼうりゅう》した椎間板、そして肥厚《ひこう》した靭帯《じんたい》などに強く圧迫され、手足に強い痛みやマヒが現れた場合です。強い痛みや明らかなマヒが認められたら、脊髄の損傷が進まないうちに早急に手術を検討する必要があります。しかし、すでに脊髄の損傷が進んでいる場合は、手術を行ってもマヒは十分に改善しません。というのも、脊髄の神経細胞は、破壊されたら十分に再生しないからです。そのため、手指の動きがぎこちなくなったり、歩行や階段の上り下りがやりにくくなった場合は手術を検討すべきです。

なお、頸椎の神経根の障害（頸椎症性神経根症など）でも、手術が行われることがあります。通常、神経根の障害による首の痛みや腕・手・指に現れる片側性のしびれは、保存療法（手術以外の治療法）を行うことで60～90％の人が改善します。しかし、中には痛みやしびれ、筋力低下が悪化し、日常生活に支障をきたすケースもあります。その場合は、手術を検討しなければなりません。

（渡辺航太）

Q 96 手術を受けるさい、事前に確認しておくべきことはありますか？

手術を受ける前には、「インフォームドコンセント」（術前説明）といって、医師が患者さんへ事前に手術内容を説明することになっています。

その内容は、手術方法、手術の目的、期待できる効果、麻酔の方法、自己血貯血（輸血用に自分の血液を術前に採血して保管すること）の必要性、合併症・後遺症が起こり得るリスクなどです。頚椎症《けいついしょう》などで手術を受ける前にも、術後のリハビリを含めて細かな説明が行われます。そして、患者さんが説明に同意したら書類に署名します。

こうしたことは、患者さんの望みに沿った手術が行われるために必要な手続きです。また、インフォームドコンセントが行われ、患者さんが手術のメリットだけでなく、リスクを十分に理解することで手術後のトラブルを未然にさけられます。

しかし、インフォームドコンセントでは、必ずしも懇切丁寧な説明が行われるとは限りません。医師から渡された書類に目を通し、署名するだけのことも多いのです。ですから、患者さんから医師に手術の疑問点を質問することも重要になります。

手術前に確認しておきたいことを左のリストにまとめたので参考にしてください。いずれも、インフォームドコンセントに盛り込まれる内容ですが、十分な説明がなければ納得いくまで疑問点を医師に質問しましょう。

この中で注意すべきなのは、合併症や後遺症のリスクです。頚椎症などの手術では神経や太い血管が密集している首を切開し、骨を削るので、細菌感染や神経損傷、大量出血の可能性を十分に確認したほうがいいでしょう。たとえ手術が成功しても神経が傷ついたりすると、マヒなどの重い障害が残ることがあります。

なお、アレルギーや心臓病などの持病があり、薬を服用している場合は、手術前に必ず医師に伝えてください。

（渡辺航太）

手術前に確認したほうがいいこと

⇒どのような手術を行うのか？
⇒手術の目的は何か？
⇒手術を受けると、どのような効果が期待できるか？
⇒麻酔はどのような方法で行うのか？
⇒自己血貯血の必要性はあるか？
⇒合併症・後遺症が起こり得るリスクはあるか？
⇒ほかに選べる手術法はあるのか？
⇒もし、手術を受けない場合は、どうなってしまうのか？
⇒どれくらいの入院日数がかかるのか？
⇒ふつうに生活できるようになるまで、どれくらいかかるのか？

Q97 手術が受けられない人はいますか？

頸椎《けいつい》症などの首の病気の手術は、十分な体力があれば誰でも受けられますが、持病（全身合併症。Q110を参照）があると制約を受けることがあります。

まず、首の手術は全身麻酔で行うため、心不全や狭心症の人は受けられません。心臓が弱っている人に全身麻酔をすると、心停止状態になる恐れがあります。

次に、気管支ぜんそくの人は、全身麻酔で気管へチューブを挿管すると発作が起こりやすく、呼吸困難に陥ることがあるため、首の手術を受けるのは危険です。そのような人は、気管支ぜんそくの治療を先に行ってから、首の手術を検討することになります。肺炎や肺気腫《しゅ》の人も、頸椎の手術を受けるのは難しいといえるでしょう。

ほかにも、糖尿病の人は免疫力（病気から体を守る力）が低下していて感染症にかかりやすいため、血糖値を低レベルに安定させてからでないと手術は受けられません。また、血栓症（血液の塊が血管につまる病気）の既往歴のある人は、ベッドで安静にする状態が長く続くと再発の恐れがあるため、慎重に手術を検討する必要があります。

概して、高齢になるほど持病が増え、手術を受けるのは難しくなります。（渡辺航太）

Q 98 頸椎症ではどんな手術を行いますか？

頸椎《けいつい》症など首の病気の手術法は、首の前側からアプローチする前方法と、首の後ろ側からアプローチする後方法に大別されます。どちらの術式を選ぶかは、神経を障害する骨棘《こつきょく》やヘルニア、肥厚《ひこう》した靱帯《じんたい》など病変部分の位置や大きさ、範囲で異なります。

前方法としては「頸椎前方除圧固定術」が行われます。これは、首の前側を切開し、神経を強く圧迫している病変部分とその周囲の椎体《ついたい》を切除して、人工骨や自分の移植骨でふさいでから、金属プレートとスクリューで固定する術式です。この前方頸椎除圧固定術は、主に神経の障害が1～2ヵ所の場合に行います。

後方法としては「脊柱管《せきちゅうかん》拡大術」（頸椎椎弓《ついきゅう》形成術）や「頸椎椎間孔《ついかんこう》拡大術」を行います。頸椎椎弓形成術では、首の後ろ側を切開し、棘突起《きょくとっき》（椎骨の後ろの隆起した部分）を切除し、椎弓に切り込みを入れ、神経の通り道（脊柱管）を拡大して脊髄《せきずい》の圧迫を解消します。一方、頸椎椎間孔拡大術では、首の後ろ側を切開し、神経根を障害している椎間孔周囲の病変部分を切除します。脊髄と神経根の両方が障害されている場合、頸椎椎弓形成術と頸椎椎間孔拡大術をあわせて行うこともあります。（渡辺航太）

頚椎症で行われる手術

●前方法／頚椎前方除圧固定術

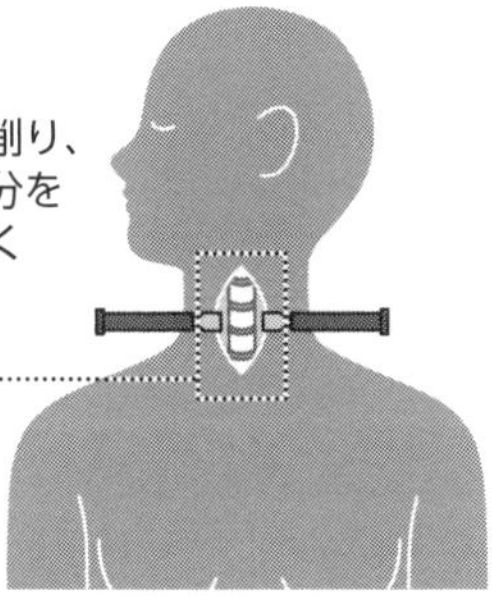
椎骨を削り、
病変部分を
取り除く

首の前側を切開し、病変部分とその周囲の椎体を切除し、人工骨や自分の移植骨でふさいでから金属プレートとスクリューで固定する。頚椎の１～２ヵ所に病変部分がある場合に向いている。適応は、頚椎椎間板ヘルニア、頚椎症性神経根症など。

●後方法／脊柱管拡大術（頚椎椎弓形成術）

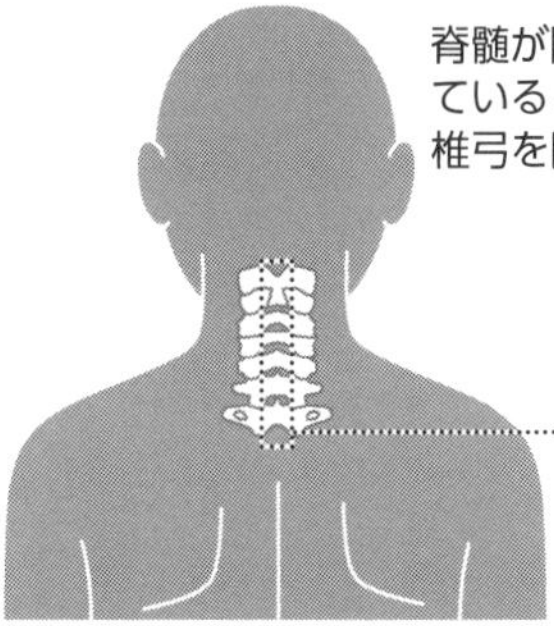
脊髄が障害されているところの椎弓を開く

首の後ろ側を切開し、棘突起を切除したり、椎弓の片側に切り込みを入れたりすることで脊柱管を拡大し、脊髄の障害を解消する。後方法は、頚椎の広い範囲に病変部分がある場合に向く。適応は、頚椎症性脊髄症、頚椎後縦靱帯骨化症など。

●前方法・後方法／頚椎椎間孔拡大術

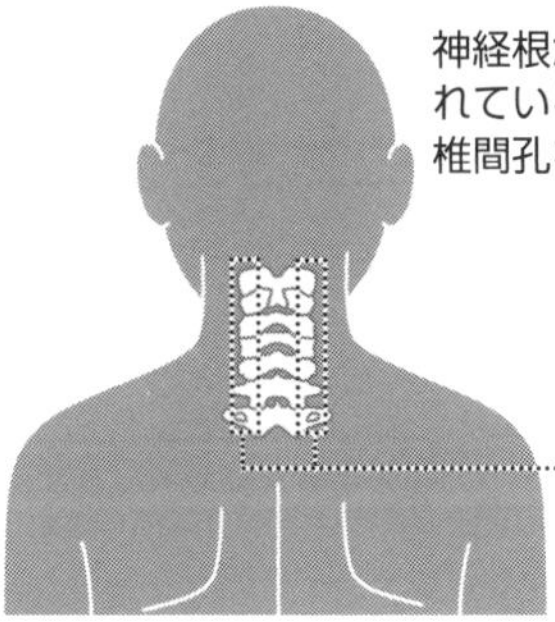
神経根が障害されている箇所の椎間孔を広げる

首の前側、あるいは後ろ側を切開し、神経根を障害している椎間孔周囲の病変部分を取り除いたり、圧迫をゆるめたりする。脊髄も障害されている場合は、頚椎椎弓形成術もあわせて行う。適応は、頚椎症性神経根症、頚椎椎間板ヘルニアなど。

Q99 頸椎症性神経根症ではどんな手術を行いますか？

頸椎《けいつい》症性神経根症（以下、神経根症と略す）の多くは、保存療法をしばらく続けることで症状は改善しますが、10～40％の患者さんは手術が必要になります。そして、**神経根症で行われる主な手術は、局所除圧を目的とした「頸椎椎間孔拡大術《ついかんこう》」です。**

頸椎椎間孔拡大術には、首の前側からアプローチする前方法と、首の後ろ側からアプローチする後方法があります。前方法では、神経根を圧迫している骨棘《こつきょく》やヘルニアなどの病変部分を直接取り除いて椎間孔を広げます。一方、後方法では、病変部分を取り除くことは難しいので、椎間孔を削って間接的に神経根の圧迫をゆるめます。

この頸椎椎間孔拡大術は、患者さんの体力的な負担が軽い低侵襲（Q104を参照）を目的に、顕微鏡や内視鏡を用いて行われることが増えている術式です。低侵襲であるため、術後の回復は早くて入院期間も短くすみ、治療効果は頸椎前方除圧固定術（Q102を参照）よりも優れているといわれています。

では、一例として顕微鏡を使った頸椎椎間孔拡大術（顕微鏡下頸椎前方椎間孔拡大術。MacFともいう）のやり方を説明しましょう。

神経根症で行われる主な手術

●前方法・後方法／頸椎椎間孔拡大術

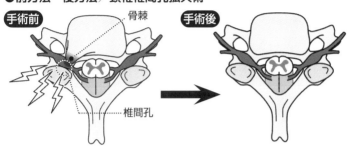

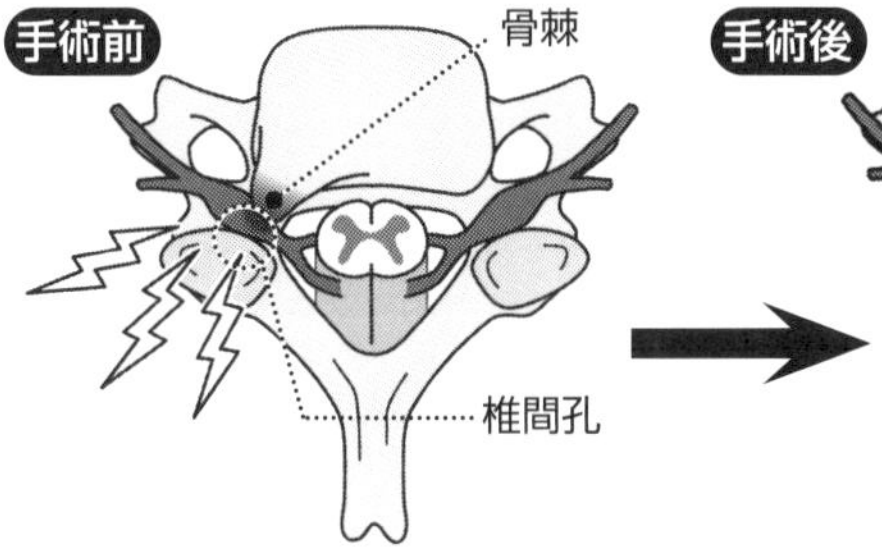

椎間孔が狭くなり、神経根が強く圧迫されて症状が現れる。前方法では、病変部分をドリルなどで削って取り除く。後方法では、椎間孔を削って圧を逃す。

前方法・後方法のどちらを行っても椎間孔が広くなり、神経根の圧迫が解消して症状も改善する。この手術は内視鏡や顕微鏡を使って行われることが多い。

手術台であおむけに寝た患者さんに全身麻酔を行ってから、首の前面のやや横側を3センチほど切開します。頸椎に達したら、顕微鏡を見ながら椎間関節に穴をあけ、そこから神経根を圧迫している病変部分を取り除きます。処置がすんだら、切開口を縫合して手術は終了。所要時間は約2時間です。手術から3時間後には歩行可能で、翌日にはシャワーを浴びることもできます。

入院期間は3～5日程度。退院後、しばらく頸椎カラーで首を固定する必要はありますが、すぐに社会復帰が可能です。

ＭａｃＦは、保険診療で行っている病院もあります。この手術を希望する人は、あらかじめ病院に費用がどれだけかかるのか問い合わせてください。（渡辺航太）

Q 100 頸椎症性脊髄症ではどんな手術を行いますか？

頸椎《けいつい》症性脊髄《せきずい》症（以下、脊髄症と略す）の手術では、前方法（頸椎前方除圧固定術。Ｑ１０２を参照）と後方法（脊柱管《せきちゅうかん》拡大術）が行われます。頸椎の１～２ヵ所に病変部分が認められる場合は前方法を選択し、病変部分が３ヵ所以上で広範囲にわたる場合は後方法を選択することが多くなります。とはいえ、多椎間病変の脊髄症の手術で前方法が行われるケースは少なく、たいてい後方法が行われると考えていいでしょう。

後方法は、脊髄症のほとんどの患者さんが対象となり、とりわけ、脊柱管の広さが狭い（直径12～13ミリ以下）人に向いています。

後方法である脊柱管拡大術は、「頸椎椎弓《ついきゅう》形成術」とも呼ばれます。頸椎椎弓形成術は、世界に先がけて日本で発達した術式で、さまざまなやり方があります。現在、主に行われている頸椎椎弓形成術は、「正中縦割式《せいちゅうたてわり》」と「片開き式」です。それぞれの特徴や手術のやり方などを説明しましょう。

まず、正中縦割式は、首の後ろを切開し、棘突起《きょくとっき》（椎骨の後ろの隆起した部分）の一部を切除してから椎弓の左右両側に切り込みを入れ、中央から観音扉のように左右

脊髄症で行われる主な手術①

●後方法／脊柱管拡大術（頚椎椎弓形成術）「正中縦割式」

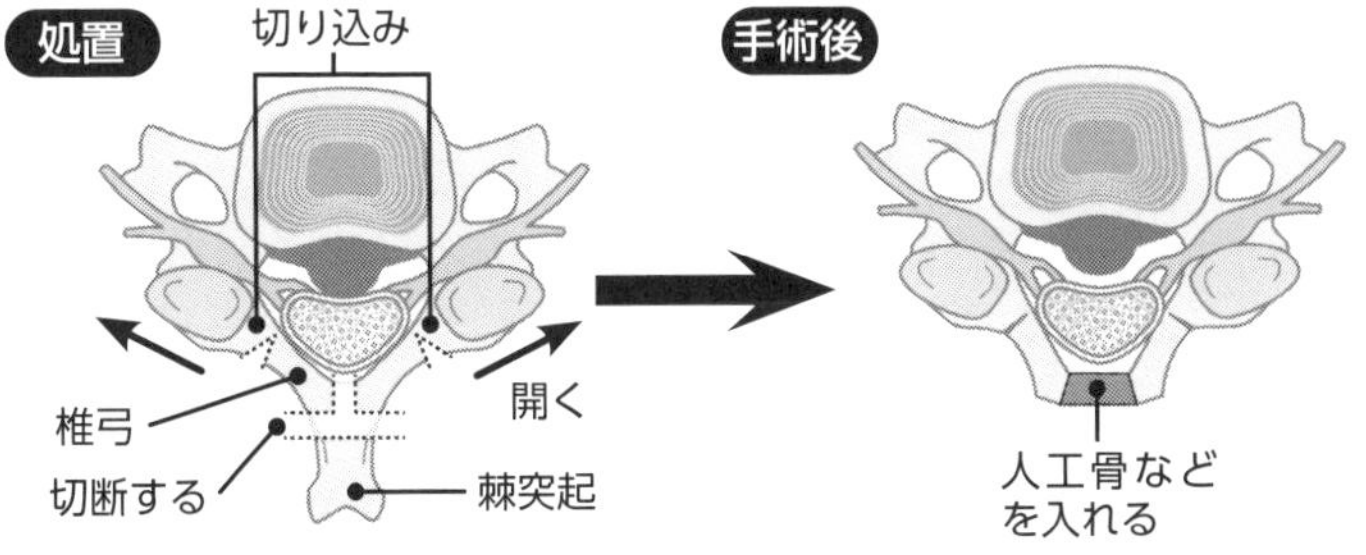

棘突起の一部を切り離してから、椎弓の左右両側に切り込みを入れて溝を作り、中央部分を観音開きにする。これで脊柱管が広がり、脊髄の圧迫がゆるむ。

開いた椎弓のすきまに人工骨や移植骨などを入れ、金属のワイヤーで固定する。椎弓を取り除かずに除圧できるので、手術後に後弯変形が起こりにくい。

に開き、脊柱管を広げて脊髄の圧迫をゆるめる手術法です。中央に開いた椎弓のすきまには、人工骨もしくは移植骨などを入れ、最後に細い金属のワイヤーで固定します。

次に、片開き式は、首の後ろを切開して椎弓の片側を切断し、もう片側には切り込みを入れて開き、脊柱管を拡大して脊髄の圧迫をゆるめる手術法です。開いた椎弓のすきまには、人工骨や特殊な金属などを挿入して支えにします。また、ミニプレートで骨を固定する場合もあります。

どちらも全身麻酔で行われ、手術の所要時間は2時間程度です。手術後は、頚椎カラーで首を固定し、早ければ2週間ほどで退院できます。椎弓の形状が固定されるまで半年ぐらいかかりますが、比較的早くも

脊髄症で行われる主な手術②

●後方法／脊柱管拡大術（頸椎椎弓形成術）「片開き式」

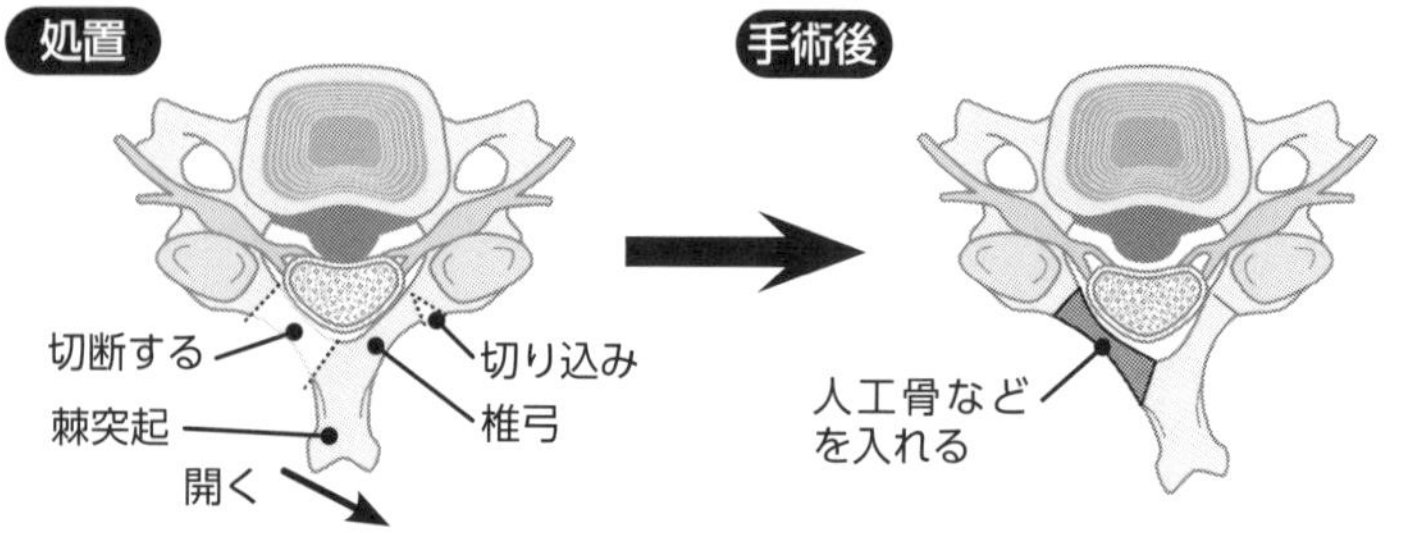

椎弓の片側を切除。もう片方には切り込みを入れて溝を作る。そして、ドアのように棘突起ごと椎弓を開く。これで脊柱管が広がり、脊髄の圧迫が解消する。

脊柱管を拡大するために開いた椎弓のすきまには、ハイドロキシアパタイトの人工骨や特殊な金属を挿入する。ミニプレートで骨を固定する場合もある。

との生活に戻れます。

頸椎椎弓形成術を行うメリットは、手術後に頸椎の後弯《こうわん》（後方への弯曲）変形が起こりにくいことでしょう。頸椎の後弯変形が起こらなければ、再発のリスクも少なくなります。また、正中縦割式と片開き式は、アプローチの工夫で低侵襲化（Ｑ１０４を参照）しているので、頸椎を支える靱帯《じんたい》や筋肉の損傷を抑えることができます。

なお、正中縦割式を行うか、片開き式を行うかは執刀医や医療機関ごとに違います。脊髄症で手術を検討している人は、主治医から詳しく説明を受けてください。

頸椎椎弓形成術は、日本が世界をリードしているので、信頼性の高い手術法といえるでしょう。

（渡辺航太）

Q 101 頸部脊柱管狭窄症ではどんな手術を行いますか？

頸部《けいぶ》脊柱管狭窄《せきちゅうかんきょうさく》症の手術は、基本的に頸椎《けいつい》症性脊髄《せきずい》症と同じように、頸椎の1〜2ヵ所に病変が認められる場合は前方法（頸椎前方除圧固定術）が行われ、頸椎の病変が3ヵ所以上で広範囲にわたる場合は後方法（脊柱管拡大術）が行われます。

とはいえ、頸部脊柱管狭窄症は、生まれつき脊柱管の狭い人がかかりやすいという特徴があります。ですから、後方法を行って全体的に狭くなった脊柱管を広げ、脊髄への圧迫をゆるめることが一般的には多いといえるでしょう。また、頸部脊柱管狭窄症の患者さんは、黄色靱帯《おうしょくじんたい》（Q17を参照）が肥厚《ひこう》していることが少なくありません。その場合は、黄色靱帯を切除する処置（黄色靱帯切除術）も行われます。

ところで、頸部脊柱管狭窄症の人は、頸椎の脊柱管が狭くなっても当初は自覚症状に乏しいため、高齢になってから事故や転倒などで首に衝撃を受けて一気に重症化するケースが多々見られます。重症化して手足のマヒ、排泄《はいせつ》障害が現れると、手術を受けても十分に改善しないので要注意です。手足に違和感を覚えたら、早期に整形外科を受診して首のX線（レントゲン）検査を受けるようにしましょう。

（渡辺航太）

Q 102 頸椎椎間板ヘルニアではどのような手術が行われますか？

頸椎《けいつい》椎間板ヘルニアの手術では、原則として前方法の「頸椎前方除圧固定術」を行います。頸椎前方除圧固定術は、後方法（脊柱管拡大術《せきちゅうかんかくだいじゅつ》）とともに日本ではスタンダードとされている手術法で、ヘルニアだけでなく、骨棘《こつきょく》や骨化した靱帯《じんたい》などによる神経の圧迫を解消することを目的に、さまざまな首の病気で実施されています。

ただし、頸椎前方除圧固定術の適応になるのは、頸椎の異常が1～2ヵ所と部分的な場合に限られます。その点、頸椎椎間板ヘルニアは、椎間板の中の髄核《ずいかく》（ゼリー状の組織）が局所的に飛び出て発症するため、頸椎前方除圧固定術に向いているのです。

では、頸椎椎間板ヘルニアで行われる頸椎前方除圧固定術について説明しましょう。

この手術は顕微鏡を用い、全身麻酔下で行います。まず、首の前面を4㌢《チセン》ほど切開し、気管と食道を正中に寄せて頸椎の前面に到達。次に、手術用ドリルで椎体の一部を削り、脊髄や神経根を圧迫しているヘルニアなどの病変部分を取り除きます。神経の圧迫が解消できたことを確認したら、最後に頸椎にできた空間に人工骨や移植骨などを挿入

頸椎椎間板ヘルニアで行われる主な手術

●前方法／頸椎前方除圧固定術

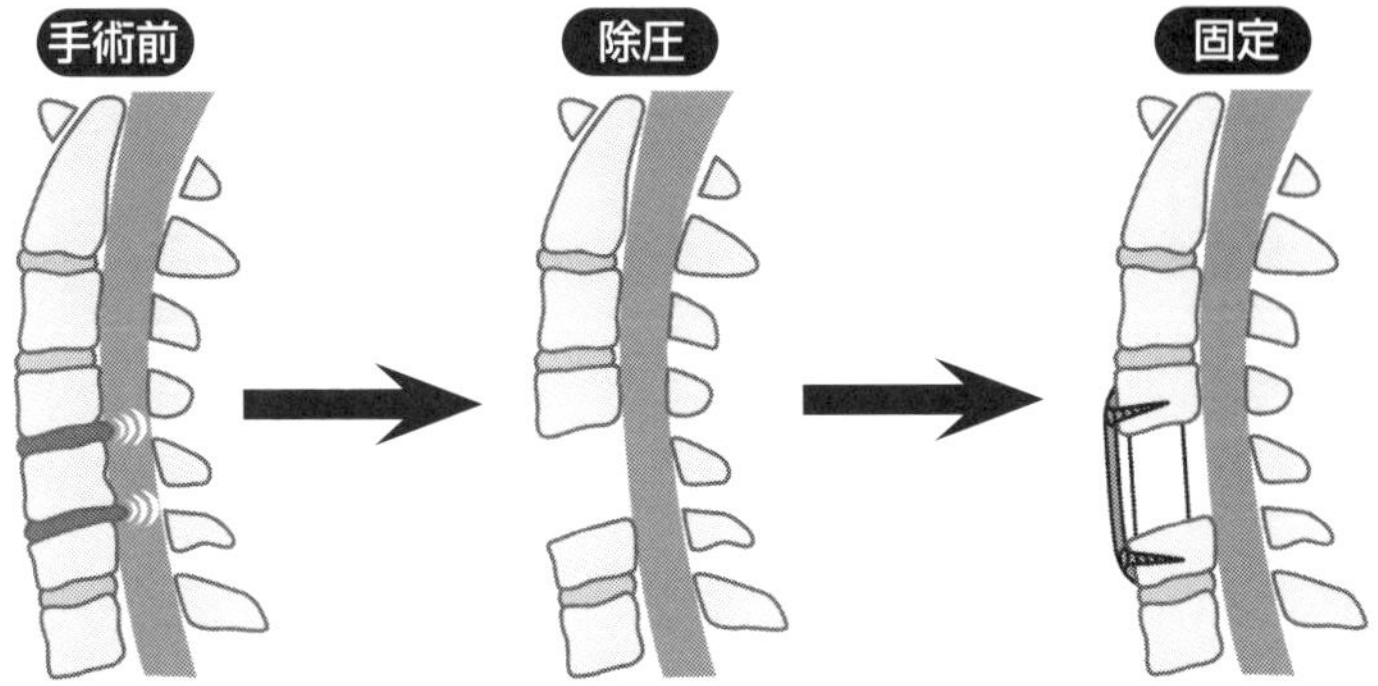

椎間板の中の髄核が外に飛び出て神経を圧迫する。これに首の前方からアプローチする。

手術用ドリルで椎骨を削り、ヘルニアなどを取り除く。これで神経の圧迫は解消する。

頸椎のあいた空間に人工骨や移植骨などを挿入。金属プレートとスクリューで固定する。

して、金属プレートで固定します。

手術の所要時間は、1ヵ所当たり2時間程度です。手術後は、頸椎カラーで首を固定し、2〜4週間ほどで退院できます。なお、金属プレートで固定した頸椎が安定するまで半年はかかり、頸椎カラーも1ヵ月程度は装用を続けなければなりません。

頸椎前方除圧固定術の長所は、神経を圧迫しているヘルニアなどの病変部分を直接取り除けることです。しかし、金属プレートやスクリューで骨を固定するなど大がかりな処置が必要なので感染症のリスクが懸念され、固定した上下の骨に負担がかかって変形しやすいという短所があります。（渡辺航太）

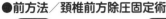

Q 103 後縦靱帯骨化症ではどのような手術が行われますか?

頸椎《けいつい》後縦《こうじゅう》靱帯《じんたい》骨化《こつか》症の手術では、前方法（頸椎前方除圧固定術）と後方法（脊柱管《せきちゅうかん》拡大術）が行われますが、それぞれに一長一短があります。

まず、前方法の長所は、骨化した後縦靱帯そのものを取り除けるので、脊髄《せきずい》の圧迫がほぼ完全に解消され、再発の心配が少ないことです。しかし、短所として、技術的に難しく、手術時間も長くかかり、手術後は移植骨がつくまで数ヵ月かかります。

次に、後方法の長所は、手術時間が比較的短く、手術後に頸椎カラーによる首の固定が不要もしくは短期間ですむことです。早期に社会復帰ができること、広範にわたる病態に対応可能なことなどから、現在、頸椎後縦靱帯骨化症の手術は後方法が多く行われています。しかし、短所として、骨化した後縦靱帯がそのまま残っているので脊髄の圧迫は十分に解消せず、手術後に骨化がさらに進むと症状が再発しやすくなります。特に、頸椎が後弯《こうわん》（後方へ弯曲）している人や、後縦靱帯の骨化が大きい人には後方法はあまり適していません。

（渡辺航太）

Q104 体への負担の少ない手術はありますか？

体への負担が少ない手術（低侵襲《しんしゅう》手術という）には、大きく分けて「内視鏡下手術」と「顕微鏡下手術」があり、頚椎《けいつい》の手術ではどちらも行われます。

内視鏡下手術では、ごく小さな切開口（1チセン以下）に内視鏡や手術器具を挿入し、モニター画面に映し出される体内のようすを見ながら骨を削ったり、病変部分を取り除いたりします。正常な筋肉や靭帯《じんたい》をほとんど傷つけることなく手術できますが、脊髄《せきずい》の圧迫を十分に解消する操作は難しいとされています。

一方、顕微鏡下手術では、比較的小さな切開口（3～4チセン）をあけ、顕微鏡で神経、血管を直視しながら骨を削ったり、病変部分を取り除いたりします。多少は正常な筋肉をはがす必要はありますが、顕微鏡で体内のようすを観察しながら手術でき、脊髄や神経根の圧迫が取れたかどうかも確認できるので、安全性は高いといえるでしょう。

筋肉や靭帯の損傷が少ないほど、手術後の痛みが少ない、回復が早い、頚椎が安定しやすいという利点があります。ただし、内視鏡下手術と顕微鏡下手術は技術的に難しい手術なので、熟練した医師に執刀してもらうことが肝心です。

（渡辺航太）

Q105 手術の入院期間はどのくらいですか？

頸椎《けいつい》症など首の病気で手術を受ける場合、2～3週間程度の入院が必要になります。患者さんごとに、頸椎に起こっている異常や病気の重症度はそれぞれ違うので、入院期間もケースバイケースと考えたほうがいいでしょう。

参考までに、入院中の生活について説明します。

ふつうは、手術の2～3日前から入院し、医師からインフォームドコンセント（術前説明。Q96を参照）を受けたり、浣腸《かんちょう》・散髪・爪切り・点滴などを行ったりして準備します。手術当日は、麻酔が効きやすくなる注射を受けて手術室に入ります。

手術を受けたあとは、ベッドに寝て安静にします。食事をとれるのは、手術の翌日からです。そして、手術の2～3日後から頸椎カラーを装用して起き上がりや立ち上がりの練習をします。立てるようになったら歩行器を使ったリハビリが始まります。おおむね、手術から1週間ほどで歩行器を使わずに歩けるようになり、傷口に異常がなければ抜糸ができます。このころには、病院内でシャワーを浴びられます。自立歩行、階段の上り下りをできるようになることが退院の目安になります。

（渡辺航太）

Q106 手術にはどのくらいの費用がかかりますか？

頸椎《けいつい》の手術を受けた場合の費用は、選択する術式、手術する範囲、健康保険の自己負担の割合、個室部屋（あるいは2人部屋）の利用日数などによって大きく変わります。そのため、一概に費用がいくらかかるとはいえません。

ちなみに、手術自体の費用の目安は、前方法（頸椎前方除圧固定術など）が骨移植術を含めて35～53万円。また、後方法（脊柱管拡大術《せきちゅうかん》など）が29～58万円となっています。これに人工骨の費用が加算される場合があります。

手術のほかにも、検査・投薬・リハビリ・食事などのさまざまな費用がかかります。そのため、**2～4週間の入院で実際に支払う金額は健康保険の3割負担で40～60万円程度です。**差額ベッド代は、それとは別に利用日数分かかることになります。

このように頸椎の手術を受けるとそれなりに費用はかかりますが、高額療養費制度を利用すれば、**一定額（一般的には8万100円）を超える部分の医療費は戻ってきます。**ただし、高額療養費制度が適用されるのは保険診療分のみです。

ほかに手術後の頸椎装具についても、医療費の補助を受けられます。

（渡辺航太）

Q 107 手術後に社会復帰するにはどのくらいかかりますか？

Q105でも説明したように、頚椎《けいつい》の手術を受けた場合、2～3週間の入院が必要になります。最短で退院しても、手術で頚椎の骨を削ったりしているわけなので、体力の回復には時間がかかります。場合によっては、退院したあとも頚椎カラーの装用を2～4週間続けなければならないことがあり、その間は首をできるだけ動かさないように安静を心がける必要があります。

ですから、会社勤めしている人が職場復帰を果たすまでに、少なくとも1ヵ月以上はかかると考えたほうがいいでしょう。**デスクワークなら手術から1ヵ月以降、立ち仕事なら手術から2～3ヵ月以降の社会復帰が目安になります。**

もっとも、患者さんの病状や手術後の経過はそれぞれ違います。中には、手術を受けても強いマヒが残ったままで、リハビリ専門の病院に転院するケースがあります。ですから、手術後にもとの生活に戻れるまでの実際の期間については、かなり個人差があると考えてください。

（渡辺航太）

Q108 手術後にはどのようなリハビリを行いますか？

頸椎《けいつい》の手術後は、起き上がれるようになる2〜3日後から歩行器で歩くリハビリを行います。ほかにも、手をうまく使えない人には、自助具や装具を使った食事動作訓練、巧緻《こうち》動作訓練などを行うこともあります。

また、首を動かしていい範囲・悪い範囲を覚えたり、寝起きの動作、トイレ・入浴時の動作、ズボンや靴の脱ぎ履き、家事、車の運転などのADL（日常生活動作）を訓練したりすることも重要になります。

このように、**手術後に行うリハビリは、もとの生活に戻ることを目的とした歩行、手の動きのトレーニングが中心です。**通常は、歩行器を使わずに歩け、階段の上り下りもでき、食事を自分でとれるようになれば退院となり、リハビリも終了します。

しかし、手術前から歩行障害があったり、手術の合併症で腕の筋力が低下してしまった場合には、リハビリ専門の病院に転院して数週間から数ヵ月ほどトレーニングを続けなければなりません。なお、手術前に脊髄《せきずい》が損傷していた人は、リハビリを行う期間がもっと長くなることもあります。

（渡辺航太）

Q 109 手術による合併症やリスクはありますか？

頸椎《けいつい》の手術は、さまざまな合併症のリスクを伴います。具体的には、左のリストに示したとおりです。このうち、神経損傷・硬膜損傷は頻度こそ少ないものの、さけられない合併症の一つといえるでしょう。

また、どんなに慎重に手術を行っても感染症や血腫《けっしゅ》は起こり得ます。特に、糖尿病の人は、免疫力（病気から体を守る力）が低下しているので感染症の危険が大きくなります。

前方法（頸椎前方除圧固定術）では、のど側を切開するので、飲み込みにくくなる嚥下《えんげ》障害や、声がしゃがれる嗄《さ》声《せい》が起こることもありますが、その大半は一過性です。

（渡辺航太）

頸椎の手術で起こり得る合併症

⇒神経損傷・硬膜損傷
⇒感染症
⇒血腫
⇒肝機能障害・腎機能障害
⇒血栓症、エコノミークラス症候群
⇒上肢の挙上困難 （腕が上がりにくくなること）
⇒嚥下障害
⇒嗄声（声がしゃがれること）
⇒偽関節（移植骨が生着しないこと）

Q110 高齢ですが、手術を受けても大丈夫ですか？

頚椎《けいつい》の手術に年齢制限はありません。体力が十分にあれば、80代の高齢者でも手術を受けられます。また、適切なタイミングで手術を受ければ、高齢であっても痛みやしびれを改善する効果は期待できるでしょう。

ただし、持病として「**全身合併症**」のある人は注意しなければなりません。

全身合併症とは、呼吸器疾患《しっかん》（肺炎・肺気腫《はいきしゅ》・気管支ぜんそくなど）、心疾患（心筋梗《こう》塞《そく》・狭心症・不整脈・心筋症など）、高血圧、糖尿病、認知症といった病気をいいます。こうした全身合併症があると、手術に伴う出血や血圧の変動が大きな負担となり、命に危険が及びかねないのです。特に、心疾患や呼吸器疾患のある人が全身麻酔を受けると、心停止状態になったり、呼吸困難になったりすることがあります（Q97を参照）。

さらに、高齢者は手術後にＱ１０９で説明した合併症のほか、肺炎、消化性潰瘍《かいよう》（胃潰瘍・十二指腸潰瘍）、夜間せん妄《もう》（せん妄は幻覚や妄想で時間・場所がわからなくなる症状）、褥瘡《じょくそう》（床ずれ）を起こすことがあります。

こうしたことから高齢者は、慎重に手術を検討する必要があります。

（渡辺航太）

Q 111
頚椎症性脊髄症で手術を受ける人は多いのですか？

脊髄症の年代別手術件数

●人口10万人当たりの年間手術件数

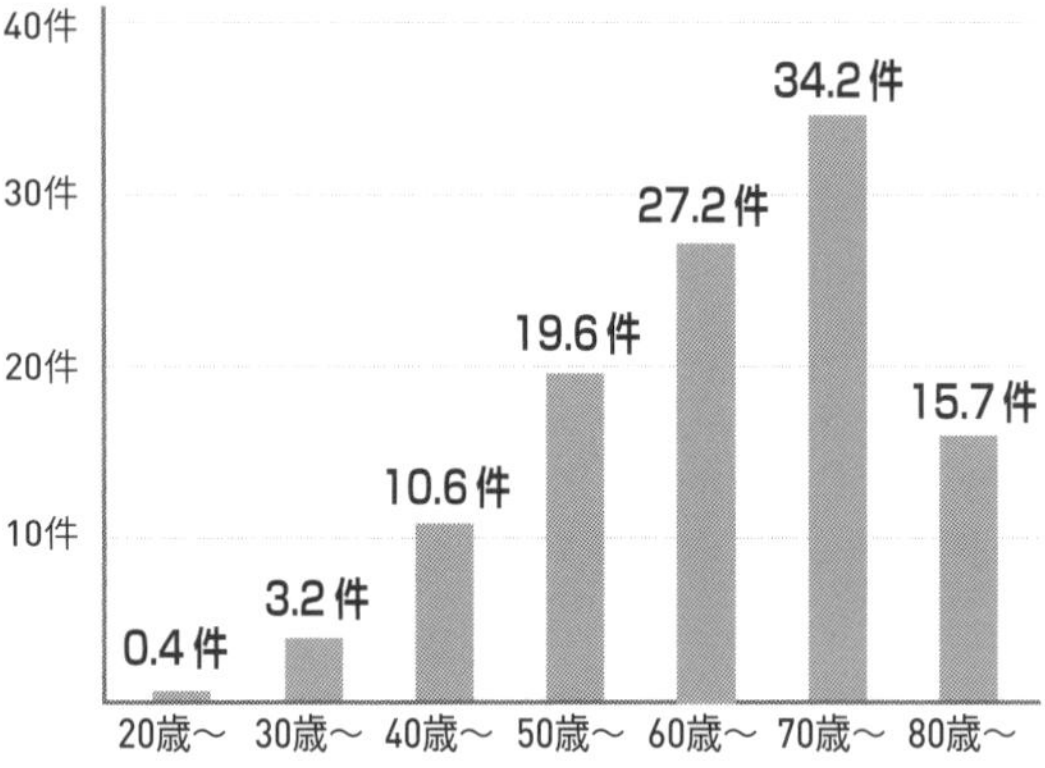

※出典：1997～2001年 東北大学整形外科調べ

頚椎《けいつい》症性脊髄《せきずい》症（以下、脊髄症と略す）は、一説によると整形外科を受診する患者さんの1～5％に見られるといわれています。

そして、脊髄症の年間手術件数を年代別に示したのが上のグラフです。50歳代以降から急増し、70歳代でピークを迎えるのがわかるでしょう。高齢化を反映し、8割以上は50歳代以降の患者さんで占められています。

ちなみに、頚部脊柱管狭窄《せきちゅうかんきょうさく》症の年間手術件数は約2万件。それには実質的に脊髄症の患者さんも含まれているので、かなりの人が手術を受けているといえます。

（渡辺航太）

Q 112
手術を受ければ症状はスッキリ取れますか？

頚椎《けいつい》の手術を受ければ、たいてい腕の痛みはスッキリと解消する場合が多いです。また、歩きにくい、手指の細かい動きが困難（箸《はし》を使いにくい、ボタン掛けがしにくいなど）などの症状もある程度は改善が期待できます。

しかし、手足のしびれ・重だるさ、手のこわばりなどは、多少よくなっても残りやすい傾向があります。また、手足のマヒ、排泄《はいせつ》障害は手術を受けても、あまり回復しないと考えたほうがいいでしょう。

手術の効果は、重い脊髄《せきずい》症状が現れていないか、高齢かどうかといった要因で大きく変わります。

上のリストに、頚椎の手術を受けても症状が治りにくい要因をまとめたので参考にしてください。これらに多く当てはまる人は、手術を受けても十分に改善しない可能性が高いでしょう。

（渡辺航太）

手術を受けても治りにくい要因

⇒症状のあった期間が長い
⇒重い脊髄症状が現れている
⇒脊髄が強く圧迫されている
⇒高齢である
⇒頚椎が後弯《こうわん》（後方へ弯曲）している
⇒外傷がきっかけで重症化した

Q113 手術後に注意すべきことはありますか?

前方法（頸椎《けいつい》前方除圧固定術）と後方法（脊柱管拡大術《せきちゅうかん》）では、それぞれ手術後の日常生活の注意点が違ってきます（前方法・後方法についてはQ98を参照）。

まず、前方法では、手術後から4～8週間ほど頸椎カラーを装用しながら首を安静に保つことを心がけなければなりません。頸椎カラーが取れたら日常生活動作に制限はありませんが、転倒に気をつける必要があります。なお、移植骨がつくまで3ヵ月ほどかかることもあり、それまでは立ち仕事やスポーツを行うことはNGです。

次に、後方法でも手術後に頸椎カラーを装用しますが、比較的早い段階で外せます。退院後は日常生活動作に大きな制限はなく、前方法と同じように転倒しないように注意が必要です。スポーツは、手術から2ヵ月後くらいから可能になります。

もっとも、手術後の回復具合は患者さんごとに違うので、日常生活の細かな注意点については主治医とよく相談したほうがいいでしょう。また、頸椎の病気は手術を受けても症状が再発するケースが多いので（Q114を参照）、退院後は定期的に通院して主治医に経過を観察してもらう必要があります。

（渡辺航太）

Q 114 再手術の恐れはありますか？

頸椎《けいつい》を構成する7個の椎骨《ついこつ》のうち、いずれかの椎骨に異常が起こって手術を受けても、老化で別の椎骨に異常が起こることがあります。特に、前方法（頸椎前方除圧固定術）では固定した隣の椎骨の椎間板が変性し、神経が障害されて手足に再び症状が現れることがあるのです。また、後縦靱帯《こうじゅうじんたい》の骨化は手術後も続きます。そうした場合は、再手術が必要になることがあります。

手術後に症状が再発する要因

⇒手術した部位以外の頸椎の老化
⇒腰部脊柱管狭窄症
⇒変形性膝関節症
⇒変形性股関節症
⇒閉塞性動脈硬化症
⇒神経の病気（脳梗塞、糖尿病など）

ところで、足の症状は頸椎の異常だけでなく、腰やひざ、股《こ》関節の老化、足の動脈硬化で現れることもあります。特に、腰部脊柱管狭窄《せきちゅうかんきょうさく》症、変形性膝《ひざ》関節症、変形性股関節症、閉塞《へいそく》性動脈硬化症になると足の痛みやしびれ、歩行障害が現れます。

頸椎は大丈夫でも、そうした病気で手術が必要になることがあります。

（渡辺航太）

Q115 手術を受けたあとに運動をしても大丈夫ですか？

頸椎《けいつい》の手術を受けてから2〜3ヵ月以上経過し、画像検査で骨の状態に問題がないことを確認できれば、スポーツを行っても大丈夫でしょう。

ただし、頸椎の病気は再発することがあるので、首に衝撃を受けたり、首を盛んに動かしたりするスポーツはさける必要があります。ボクシングや柔道、レスリングなどの格闘技は論外ですが、サッカーやラグビーのように選手どうしがぶつかり合うスポーツも首が強い衝撃を受けるので好ましくありません。また、バスケットボールやバレーボールのように上を向くことの多いスポーツは、首に負担がかかりやすいので頸椎の手術を受けた人には適していないといえるでしょう。

概して、競技として行うスポーツは、体を激しく動かしたときに首に強い衝撃がかかるので、行わないほうが無難です。

首に負担をかけない運動としては、ウォーキングやプールでの水中歩行、スクワット（ひざの屈伸運動）、太極拳《けん》、フラダンスなどがおすすめです。首をあまり動かさないように注意し、無理のない範囲で運動してください。

（渡辺航太）

第10章

日常生活・セルフケアについての疑問19

Q 116
頚椎症の人が注意するべき危険な姿勢はありますか?

頚椎症《けいついしょう》は、頚椎（背骨の首の部分）が加齢などによって変性し、椎骨（背骨を構成する一つひとつの骨）に骨棘《こつきょく》（骨にできるトゲ）ができたり、椎間板が変形して中心部の髄核《ずいかく》が飛び出たりして、頚椎の中を通っている神経が圧迫されて首に痛みやしびれが現れます。そのため、神経を圧迫する方向に首を曲げると、痛みやしびれが強まります。

頚椎症では特に、首を大きく反らすと痛みやしびれが強くなります。頚椎はゆるやかなカーブを描いて（生理的前弯《ぜんわん》という）重い頭をバランスよく支えていますが、首を反らすとそのカーブがくずれて、骨などの組織が脊髄《せきずい》や神経根（脊髄から枝分かれした神経の根元の部分）を圧迫し、頚椎症の症状が悪化するのです。うがいをする、上を向いてあくびをする、高いところの物を取るなど、日常生活の動作では首の痛みやしびれを招きやすい姿勢が数多くあります。頚椎症の人は、普段からこうした姿勢を取らないように注意しましょう。

（久野木順一）

Q117 デスクワークや読書で首に負担のかからない姿勢は？

デスクワークでは、姿勢に気をつけていても、ついつい背中を丸めたネコ背の姿勢になりがちです。しかし、こうした姿勢を取りつづけると、首に大きな負担がかかって、頚椎症《けいついしょう》を招いたり悪化させたりします。

デスクワークや読書のさいの基本姿勢は、イスに深く腰かけて、あごを引いた姿勢を保つことです。視線が本やノートに無理なく向けられるように、イスの位置と本やノートの位置を調整してください（次ジペーの図を参照）。首周辺の筋肉が緊張しないように、前腕を机の上に乗せてもいいでしょう。

最近は、デスクワークでパソコンを使う人が増えています。パソコン作業では、パソコン画面をのぞき込むような、背中を丸めた姿勢になりがちです。そうすると、あごが上がって首を反らせた状態になり、首に負担をかけてしまいます。

首に負担をかけずにパソコン作業をするには、パソコンの画面が目の高さになるように調節することです。目の高さよりも低い位置に画面があると、どうしても背中が丸くなってしまいます。

パソコン画面を目の高さに合わせる最も簡単な方法は、イスの高さを変えることです。背すじを伸ばし、あごを引いて座ったとき、視線が水平よりやや下になるように調節してください（左の図を参照）。特に、ノートパソコンは画面が低く、うつむきがちになるので、意識して背筋を伸ばすようにしてください。

（久野木順一）

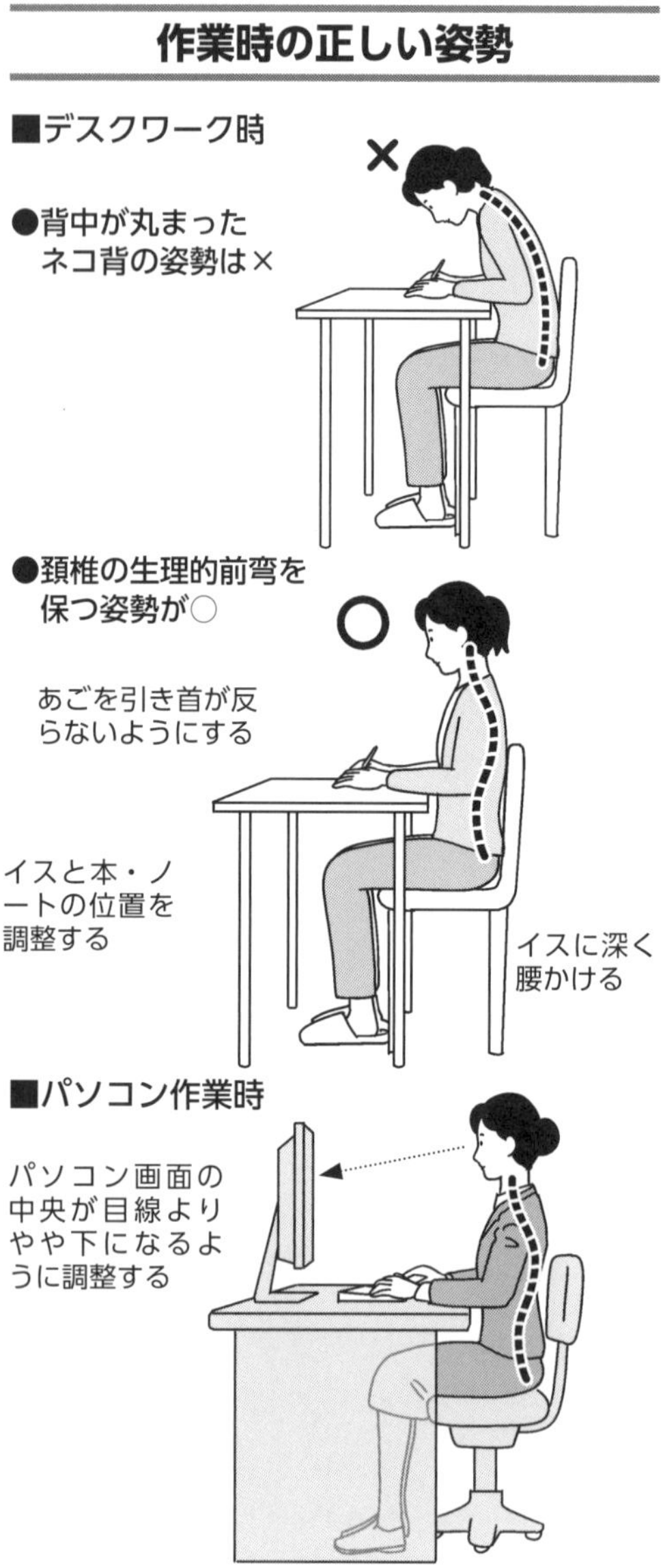
作業時の正しい姿勢
■デスクワーク時
●背中が丸まったネコ背の姿勢は×
×
●頚椎の生理的前弯を保つ姿勢が○
○
あごを引き首が反らないようにする
イスと本・ノートの位置を調整する
イスに深く腰かける
■パソコン作業時
パソコン画面の中央が目線よりやや下になるように調整する

Q 118 料理をするときはどのような姿勢がいいですか？

料理などの台所仕事では、食器や野菜を洗う調理台の位置が高すぎたり低すぎたりすると、首に負担がかかる姿勢になりがちなので注意したいものです。

調理台の高さは、直立したときにヘソより少し下がベストです。調理台が高いときは、頑丈なスノコや踏み台などに乗って高さを調節し、調理台が低いときは足を前後に開いたり座面が高めのイスに座ったりして作業しましょう。

また、高い食器棚から物を取るときは、踏み台や脚立に乗るなどして、なるべく目に近い高さで作業をすることが肝心です。低いところから物を取るときは、しゃがむなどして目の高さで作業します。

そのほか、日常の家事で首を大きく反らす姿勢になりがちなのが、洗濯物を干すときです。洗濯物を高い物干しざおにかけようとすると、あごが上がり、首を反らした姿勢になってしまいます。洗濯物が多ければ、長時間首を反らしつづけることになるため、頚椎《けいつい》症の悪化につながります。

洗濯物を干すときは、物干しざおの位置を低くするか、踏み台に乗るなどして物干しざおが目の高さにくるようにしましょう。下着や靴下などの小さなものは、あらかじめ低い位置でハンガーにまとめて干して、それからハンガーを物干しざおにかけると、首を反らす時間を最小限に抑えられます。

（久野木順一）

家事をするときの姿勢

台所仕事での姿勢

●調理台が高いとき

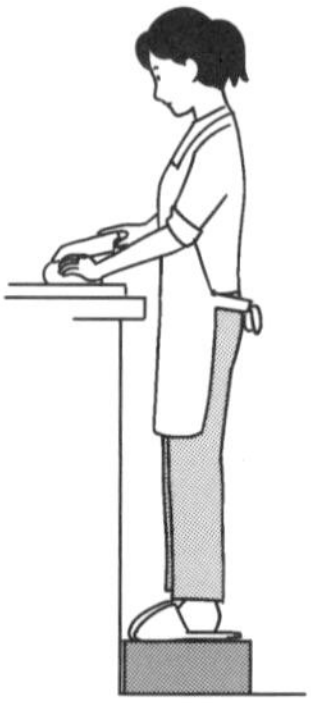

台の上に乗るなどして、調理台の高さがヘソより少し下になるように調整する。

●調理台が低いとき

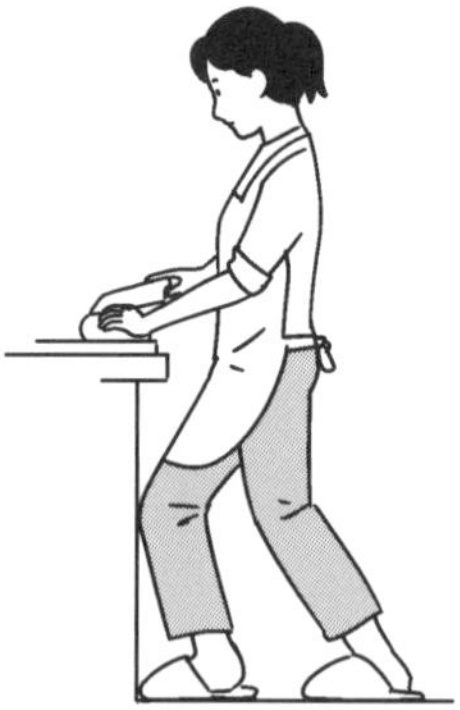

足を前後に開いて、調理台がちょうどいい高さになるように調整する。

洗濯物を干すときの姿勢

●物干し台を低くする

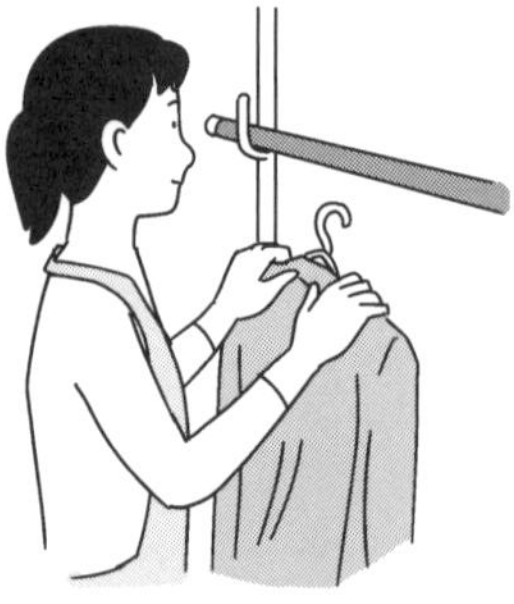

物干し台を目の高さくらいの低いものにする。

●低い位置でまとめてから物干しへ干す

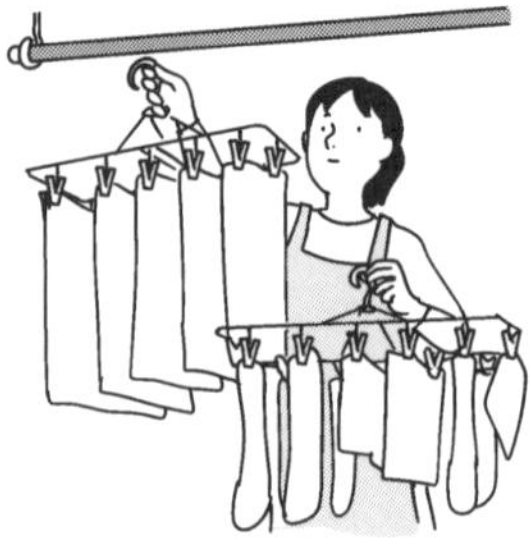

あらかじめ洗濯物を洗濯ハンガーなどに干しておき、上を向く時間を少なくする。

Q119 寝るときに首が痛まない姿勢はありますか？

朝起きて、首や腰の痛み、肩のこりを訴える人は多いものです。その原因は、寝ている間の姿勢にあります。**就寝時の最もよい姿勢とは、立っているときと同じように、背骨のゆるやかなS字カーブをくずさないことです。**つまり、S字カーブが保ちやすいあおむけの姿勢で寝るのがおすすめです。うつぶせで寝ると、首を反らした姿勢になりがちで、さらに顔を左右に向けた首をひねった姿勢になるため、朝起きたときの痛みの原因となります。

しかし、布団やマットレスが軟らかすぎたり、硬すぎたりすると、頚椎《けいつい》や腰椎《ようつい》（背骨の腰の部分）のゆるやかなS字カーブがくずれてしまい、起床時に首や腰の痛み、肩のこりが現れるのです（次㌻の図を参照）。

寝具の保温性も寝姿勢に影響を与えます。私たちの体は、深い眠りに就くと体温が下がりますが、そのとき、体内から熱を出すために発汗しています。そのため、寝具は、吸湿性・放湿性がよく、保温性のよいことが第一条件になります。特に冬場は、あらかじめ寝具内を温めておくといいでしょう。寝具が冷えていると、体温の放熱を抑えるために不自然な寝相になることがあります。すると、頸椎に負担がかかって、翌朝、首が痛むことがあるのです。

寝具を温めるには、湯たんぽや電気あんか、電気毛布などがありますが、寝るときにははずしたほうが自然な眠りを維持できます。首が痛まない自然なS字カーブを保つには枕選びも重要ですが、そのことについては、Q121でくわしく説明します。

（久野木順一）

寝具の選び方

●寝具が軟らかすぎる場合

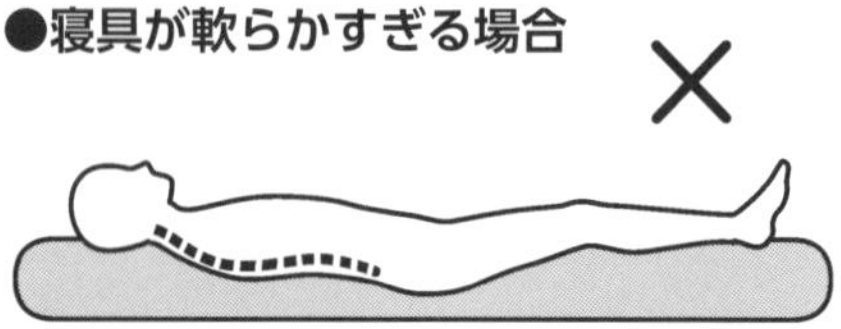

腰が沈み込んで背骨のＳ字カーブが大きくなりすぎる。

●寝具が硬すぎる場合

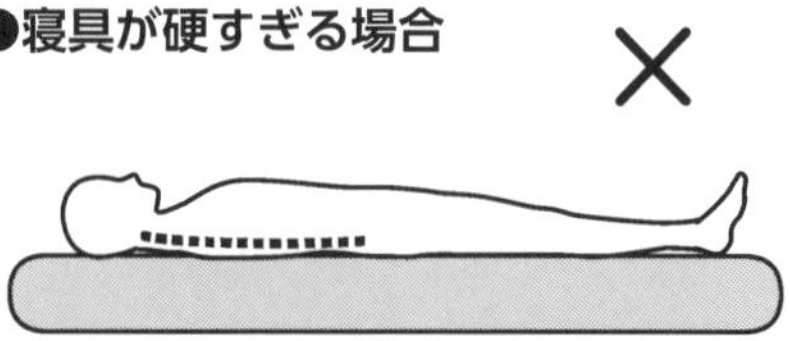

頸椎や腰椎のゆるやかな前弯が失われる。

●Ｓ字カーブが保たれている

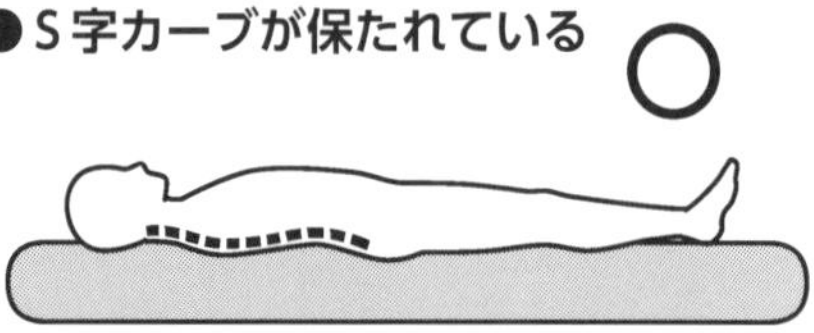

立っているときの姿勢と同じように、首から腰にかけて背中の自然なＳ字カーブが保たれている。

Q 120 起床時に注意することはありますか？

腰痛持ちの人はよく「朝、起きがけの腰痛がつらい」といいますが、朝起きると首が痛むという人もおおぜいいます。そうした人は、起床時に反動をつけて起き上がったり、**急に首を強く動かしたりしないほうがいいでしょう。**首を勢いよく動かすと首や肩に大きな負担がかかり、頸椎《けいつい》を傷める原因になるからです。

首への負担を減らすには、起き上がる前に体をよく動かして、体をリラックスさせることが重要です。おすすめはベッドや布団の上で左右に10回寝返りする「寝返り体操」を行うことです（次ページの図を参照）。寝返り体操は、手を胸の前で交差させ、ひざを立てて足の裏でベッドや布団を蹴って、左右に倒れるイメージで行ってください。ただし、体をひねるようにすると、かえって首や肩に負担をかけてしまうので、上半身と下半身を同時に動かすようにしてください。

寝返り体操が終わったら、すぐに体を動かさずに、ゆっくりと時間をかけて体を起こすようにするといいでしょう。

ベッドであれば、ベッドのはしにゆっくりと腰かけてから起き上がるようにしてください。布団の場合は、一度、両手両ひざをついて四つんばいになり、上体を起こして布団の上に座ってから立ち上がるようにしましょう。（久野木順一）

目覚めに行う「寝返り体操」

①

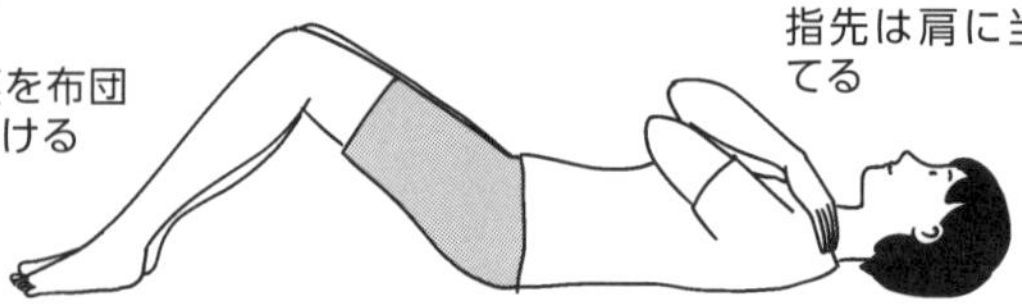
ひざを立てる
両手を胸の前で交差させ、指先は肩に当てる
足裏を布団につける

①目が覚めたら、そのままあおむけになる。ひざを立てて足裏全体を布団にしっかりつける。両手は胸の前で交差させ、指先を肩に当てる。

② ※真上から見た図

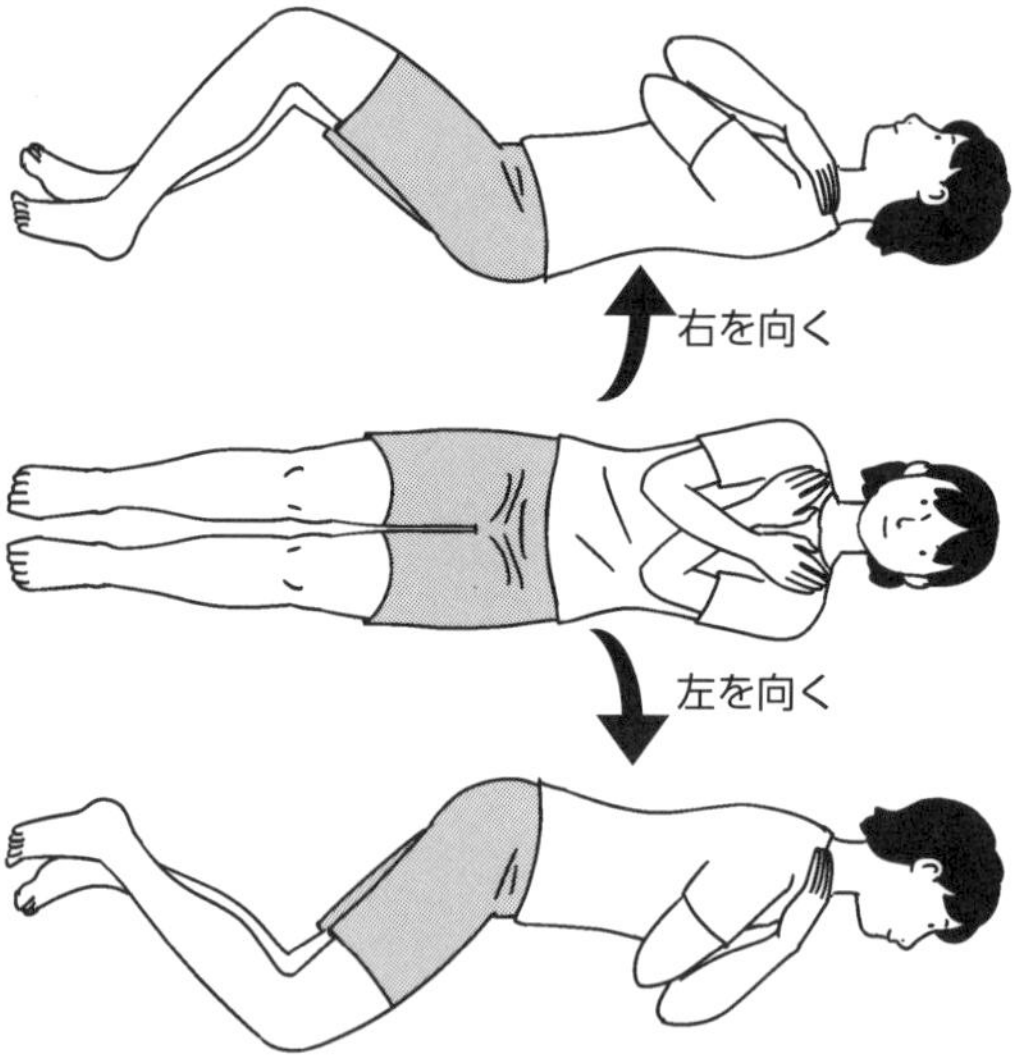
右を向く
左を向く

②そのままの姿勢で、足裏で布団を蹴ってゆっくり左に転がる。完全に左を向いたらゆっくりあおむけの状態に戻り、次に同様に右に転がる。これを左右 10 回ずつ行う。

Q121 頸椎症の人はどんな枕を選べばいいですか？

枕には、ベッドや布団と首との間にできるすきまを埋めて、就寝時でも、頸椎《けいつい》のゆるやかなカーブ（前弯《ぜんわん》）を保つという役割があります。このすきまは人によって違うので、自分の体形に合った枕を選ぶことが重要です。

理想の枕の高さは、ベッドや布団などの寝具に対して、首の角度が約5度になるものがいいとされています。できれば実際に枕に頭を乗せてみて、首のすきまを埋める高さの物を選ぶといいでしょう（次ジペーの図を参照）。

枕を選ぶさいには、高さのほかに硬さ・大きさ・素材にも注目してください。硬さについては、軟らかすぎると頭部が深く沈んで不安定になったり、低くなりすぎると首を反らせる姿勢になったりします。その一方で、硬すぎると頭部との接触面が少なくなるので、後頭部にしびれが生じたり、頸椎への負担となったりします。

大きさは、寝返りや横向き寝にもしっかりと対応し、肩先までをしっかり保温するためにも、頭が三つくらい乗る大きさがいいでしょう。素材は、熱がこもらず、汗を吸収・発散させる通気性のいいものを選びましょう。

（久野木順一）

首への負担が少ない枕の選び方

枕選びのチェックポイント

- ☑ 寝具と頚部のすきまを埋め、後頭部にぴったりとフィットするもの
- ☑ ベッドや布団などの寝具に対して、首の角度が約５度になるもの
- ☑ あおむけ寝・横向き寝のどちらにも対応するもの
- ☑ 寝返りにも対応できるように十分な横幅があるもの
- ☑ 高さ調節ができるもの

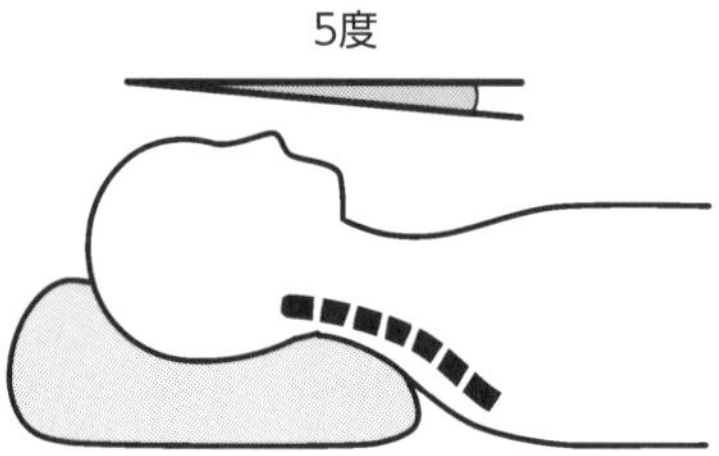

●枕の役割

枕には寝具と首のすきまを埋める役割がある。枕をしたときに、首の角度が床に対して５度くらいになるものがよいとされる。すきまの深さは個人差が大きいので、実際に枕に頭を乗せて選ぶのが理想。

●枕の高さについて

○正しい高さ

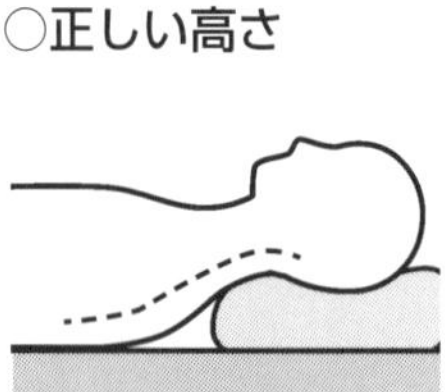

正しい枕の高さは、頚椎の自然な前弯が保たれていること。

×低すぎる

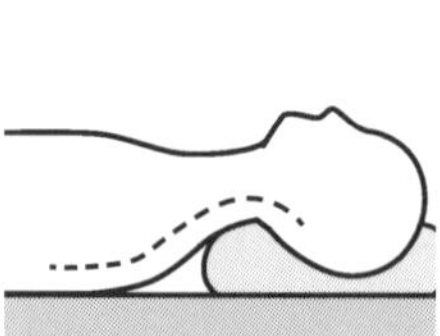

低すぎる枕は、首が後ろに反り返ってしまい、首への負担大。

×高すぎる

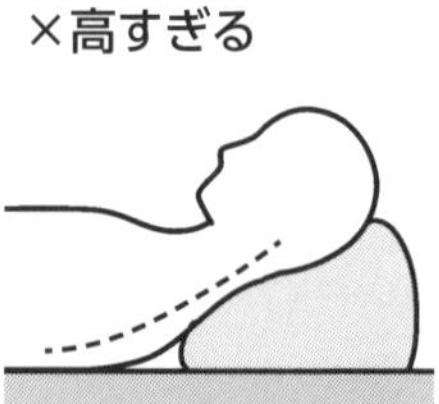

高すぎる枕は、頚椎の自然な前弯が失われてしまう。

Q 122 洗顔・うがい・飲食など生活上での注意点はありますか？

頸椎症《けいついしょう》の痛みやしびれは、特に、首を反らすと強くなります。頸椎はゆるやかなカーブ（前弯《ぜんわん》）を描いており、重い頭をバランスよく支えています。ところが首を反らすと、そのカーブがくずれて神経が強く圧迫されるようになり、頸椎症の症状が悪化するのです。つまり、頸椎症の人は、生活をするうえで、首をできるだけ反らさず、頸椎の前弯を保つようにする工夫が必要です。

例えば、朝、起きてすぐに洗顔をする習慣がある人も多いでしょう。このとき、背中を丸めたネコ背の姿勢で顔を洗うと、頸椎の前弯が失われてしまい、頭の重さが頸椎にかかって大きな負担となります。これを防ぐには、股関節《こかんせつ》から体を曲げて、背骨のS字カーブを保ったまま洗顔するといいでしょう。

また、うがいをするときは、つい首を後ろに反らしてしまいがちですが、これはNGです。うがいをするときは、首だけを後ろに傾けるのではなく、腰から上体全体をやや後ろに傾けるつもりで行ってみてください。できないときは、上を向いて「ガラ

日常生活でのさけたい動作

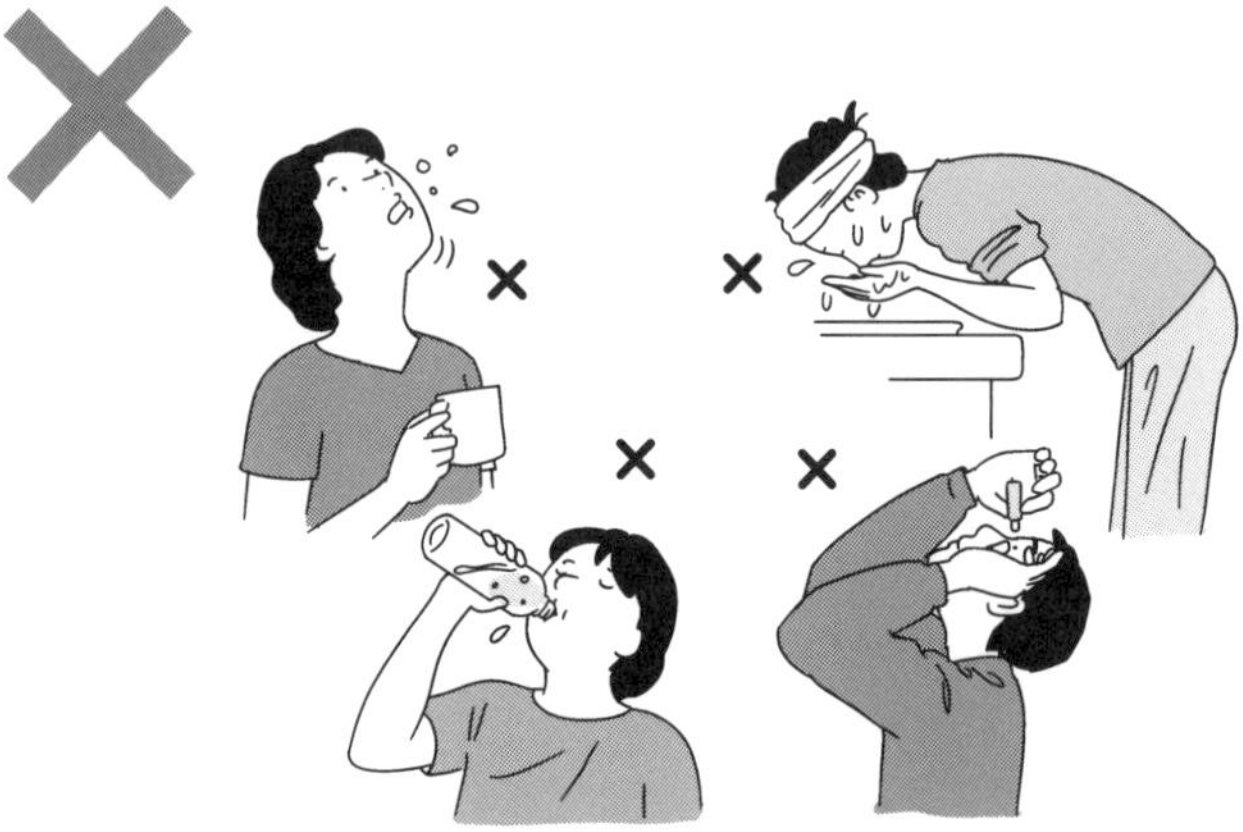

ガラ」と音を立てるうがいではなく、正面を向き、水を含んだ口を閉じて「クチュクチュ」とゆすぐスタイルのうがいを行うといいでしょう。

目薬をさすときも、首を大きく反らした姿勢になりがちです。この場合は、正面を向いたまま「アッカンベー」をする要領で、人さし指で下まぶたを下方に引っぱり、下まぶたと眼球の間に目薬を流し入れてください。

飲食のさいも、首を大きく反らさないように気をつけましょう。特に飲み物には注意が必要です。例えば、ペットボトルに直接口をつけて飲むときは、首を後ろに大きく反らした姿勢になります。これをさけるには、長めのストローを活用するといいでしょう。

（久野木順一）

Q123 入浴時に注意することはありますか？

頚椎症《けいついしょう》の痛みやしびれは、首や肩が冷えると悪化しがちです。ですから、入浴時は首や肩をしっかり温めるようにしましょう。特に、冬は浴室の温度が低いため、肩や首をお湯から出して入浴していると、体は温まっていても、肩や首が冷えていることがあります。

頚椎症の人は、お湯の水位をできるだけ高くし、あご先がお湯につかるようにして入浴しましょう。そうすれば、首のまわりまでお湯につかることになり、肩から首全体をしっかり温めることができます。40～41度Cのお湯に、10分以上ゆっくりとつかるといいでしょう。こうして十分に体を温めると、筋肉も温められて軟らかくなり血管が広がるため、疲労物質が速やかに体外に運び出され、痛みやこりが和らぎます。

なお、心臓に持病がある人は、首までお湯につかると心臓に負担がかかります。入浴しながら、首や肩にこまめにお湯をかけたり、熱めのお湯を含んだタオルで温めたりするようにしてください。

（久野木順一）

Q124 電車やバスに乗るときの注意点はありますか？

頚椎症《けいついしょう》の人は、電車やバスなどの乗り物に乗るときも、振動による首への衝撃をできるだけ防ぎたいものです。座席に座れるようであれば、無理をせず、できるだけ座るようにしてください。立っているときよりも体の揺れが少なくなるので、頚椎への衝撃も軽減できます。

電車で座る場合、最適なのは端の座席です。背中と座席横の壁で肩を固定できるので、揺れる車内でも首が安定し、頚椎にかかる衝撃を抑えることができます。**バスでは、前輪と後輪の間の席を選んで座るのがおすすめです。**バスの前方や後方の席は横揺れが大きく、前輪や後輪の上の席は、道路からの振動が伝わりやすいため、縦揺れが大きくなります。

電車でもバスでも、座るときは座席に深めに腰かけて、背もたれに背中を当て、あごを引く姿勢を取りましょう。浅く腰かけたり、背中を丸めたりした座り方は、頚椎への衝撃が大きくなります。新幹線や飛行機では、背もたれを少し倒して座り、タオルなどを丸めて首の後ろに置くと安定します。

なお、乗り物では、座れたからといって、居眠りは禁物です。深くうつむいた姿勢になったり、首をのけぞらせた姿勢になったりするからです。この姿勢だけでも頚椎には大きな負担となるうえ、電車の揺れによる衝撃が無防備な状態の首にかかり、頚椎症を悪化させてしまうので注意してください。

電車やバスで立たなければいけないときは、つり革よりも手すりを持つことをおすすめします。つり革は不安定で、首が反った姿勢になりがちだからです。

（久野木順一）

電車に乗るときの姿勢

●端の座席に座る

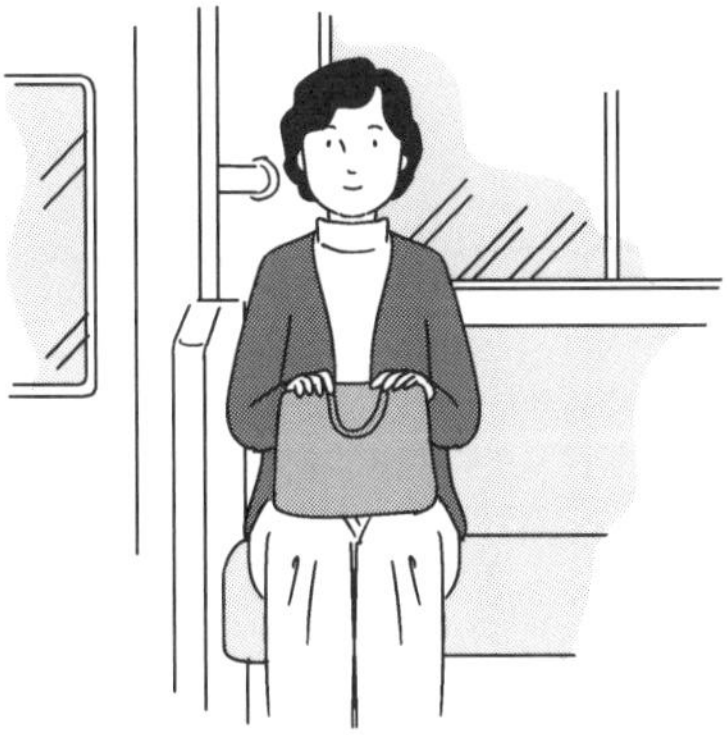

電車では、できるだけ座るようにする。そのさいは端の座席がおすすめ。

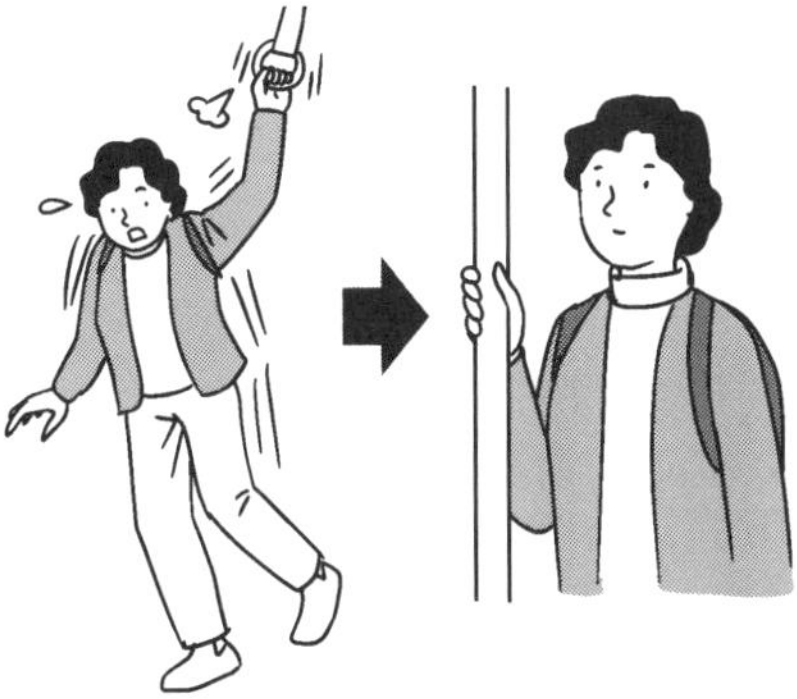

電車では立たなければいけないときは、手すりを持つようにする。つり革は不安定なうえ、あごが上がって首が反った姿勢になりがち。

Q125 階段の上り下りで気をつけることはありますか？

階段を上るときには上を向かなければなりません。頸椎《けいつい》症性神経根症や頸椎椎間板ヘルニアの人は首を大きく反らすと痛むため、階段の上りで上を向くのがつらいという人も多いでしょう。

階段の上りでは、首を大きく反らさず、視線だけを上に向けるようにします。もしくは、手すりにしっかりつかまって、少し腰を反らすようにして上を向くようにしましょう。安全のためには、エスカレーターやエレベーターがあれば積極的に活用してください。

頸椎症や頸部脊柱管狭窄《せきちゅうかんきょうさく》症（Q13を参照）、後縦靭帯骨化《こうじゅうじんたいこつか》症（Q16を参照）の人は、転倒などの衝撃で症状が急激に悪化することがあります。転倒しやすい階段では、特にゆっくりと慎重に、一段ずつ上り下りするようにしましょう。

なお、頸椎症性脊髄《せきずい》症などで、足もとがふらつく、手足の動きがぎこちないなどの脊髄《せきずい》症状（Q４を参照）がある人は、階段の使用は危険です。できるだけエレベーターなどを利用してください。

（久野木順一）

Q126 クシャミをするときの注意点はありますか？

クシャミやセキをするときの姿勢

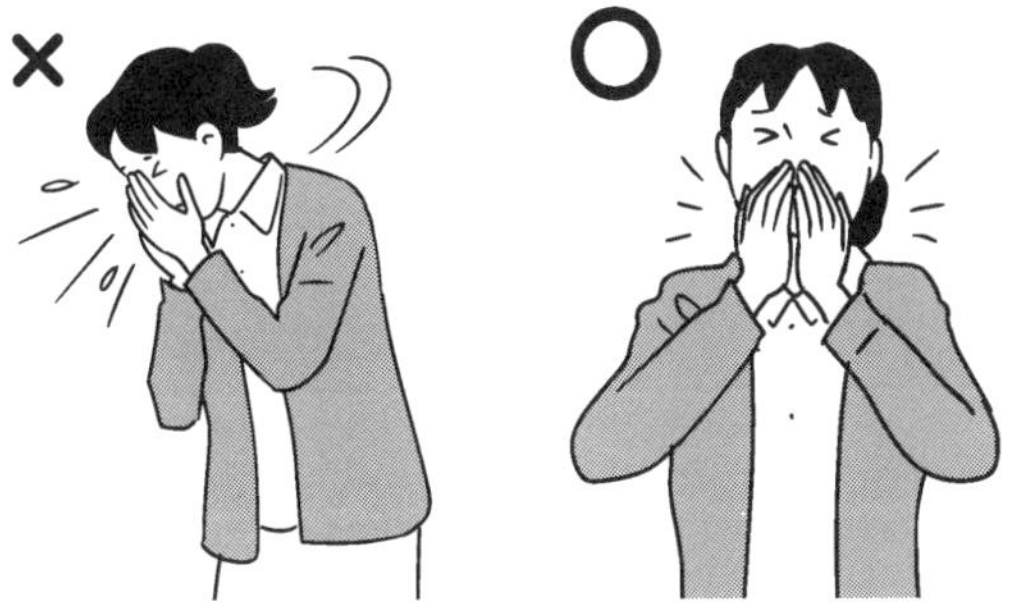

首をひねって大きな動作でクシャミをすると、頸椎に大きな負担をかける。

顔を正面に向けて、体を動かさず、できるだけ静かに行う。

勢いよくクシャミをすると、ギックリ腰になることがあるのをご存じでしょうか。実は、クシャミやセキは腰椎《ようつい》ばかりではなく、頸椎《けいつい》にも大きな衝撃を与えます。**クシャミをするときは、首を大きく動かしたり、首をひねった姿勢で行ってはいけません。**なぜなら、頸椎の椎間板（椎骨と椎骨をつなぐ軟骨組織）の内圧を増大させて損傷することがあるからです。

クシャミなどをするときは、図のように、顔を正面に向けて、できるだけ静かに行ってください。頸椎から腰椎にかけての背骨の自然なS字カーブが保たれた姿勢なので、ショックが少なくてすみます。

（久野木順一）

Q 127 首は温めたほうがいいですか？冷やしたほうがいいですか？

首の痛みは、症状が出始めたばかりの急性期は冷やし、症状が落ち着いてきた慢性期は温めたほうがいいといわれます。急性期とは痛みが出てきたときで、患部では炎症反応を起こしています。つまり、血液量が増加して、発熱やはれ、痛みなどが起こっています。この時期に温めると逆効果で、炎症を増長させてしまいます。

熱やはれが引いて炎症が治まったら、首は温めるようにしてください。首を冷やさないようにするには、タートルネックの服を着たり、外出時にはマフラーなどを首に巻いたりするといいでしょう。

意外と盲点になるのが夏場です。今やほとんどの場所でエアコンが効いていて、ときには冷風が直接首に当たることもあります。スカーフやネックウォーマーを常時持ち歩いて冷えそうなときには首に巻くようにしてください。

（久野木順一）

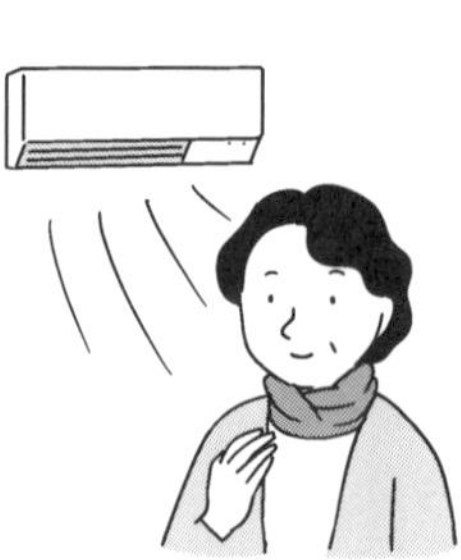

Q128 外出時にはバッグとリュックサック、どちらのほうがいいですか？

バッグとリュックサックを比べると、頚椎症《けいつい》の人には両方の肩に重さが均等にかかるリュックサックが適しています。

バッグは、片手で持つと片側の肩や首だけに負荷がかかり、頚椎に負担をかけます。ビジネスバッグやボストンバッグ、トートバッグなどは、左右どちらかの肩や首に負担がかかるのでおすすめできません。

その点、リュックサックは、前方のストラップで固定することで、頚椎や肩甲骨への負担が軽くなります。リュックサックを選ぶときには、背中にフィットし、すきまがあまりないものを選ぶといいでしょう。また、肩ひもはできるだけ太いものがおすすめです。肩ひもが細いと、肩に食い込んで血行障害を起こし、肩こりや首こりを招くことがあります。

なお、リュックサックやショルダーバッグを片側の肩に掛けて使うと、掛けた側の肩や首に負担がかかるのでやめましょう。ショルダーバッグについては、斜めがけにして持つと、荷重が分散されて頚椎や肩甲骨への負担が軽減します。荷物が多くて重たい場合は、車輪がついたキャリーバッグを使うのもおすすめです。（久野木順一）

バッグの選び方

●リュックがおすすめ

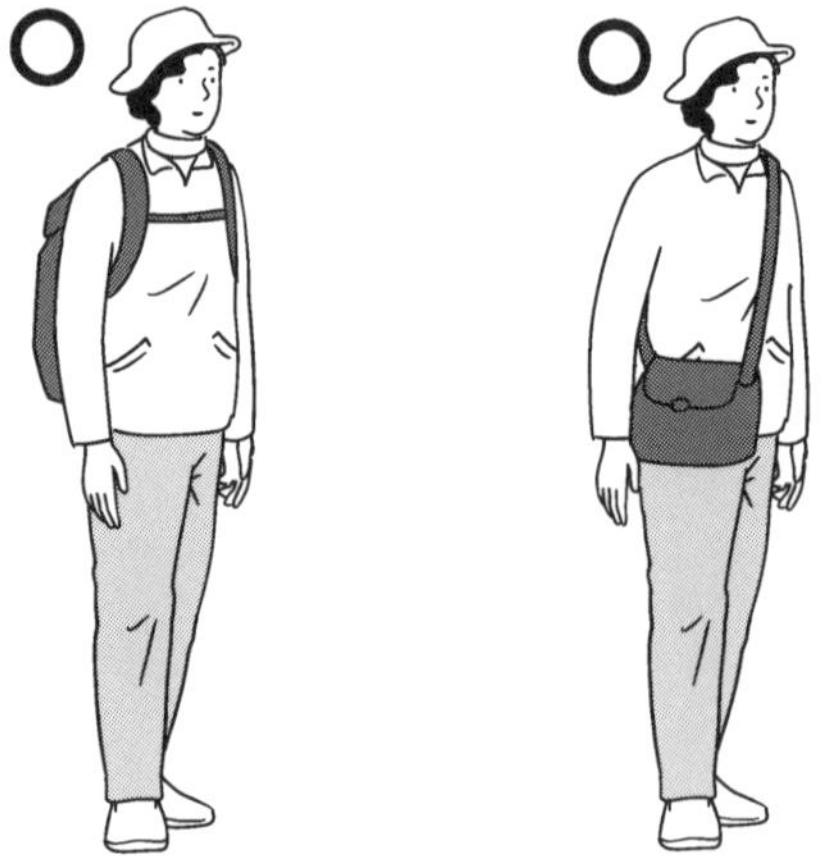

リュックサックは、頚椎への負担が軽くなるのでおすすめ。

ショルダーバッグは、斜めがけにすると頚椎への負担が軽くなる。

●片手で持つバッグはさける

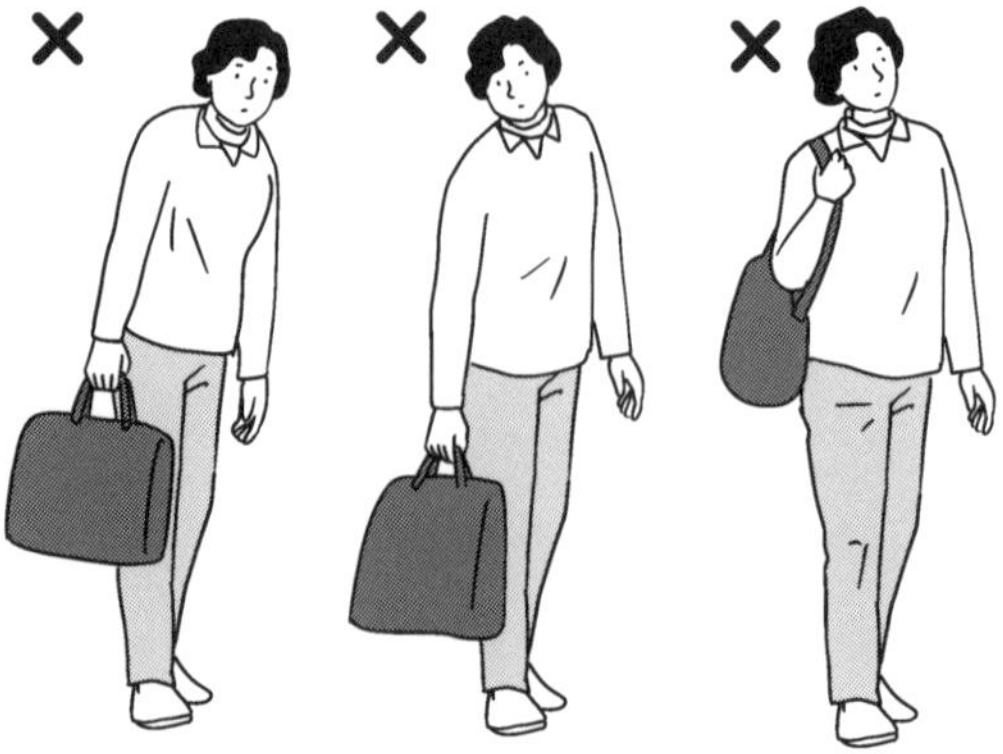

ビジネスバッグやボストンバッグ、トートバッグなどは体の片側に負担をかけるので、できるだけさける。

Q129 車の運転時には何に気をつければいいですか？

運転をするさいには、正しい姿勢を取ることが肝心です。首はまっすぐに立てて、ネコ背にならないように気をつけます。耳たぶ、肩の先、股《こ》関節がおよそ一直線になるように意識しましょう。立っているときと同様に、頭が自然に首に乗っている状態をキープしてください。そして、シートには深く腰かけてください。

シートとハンドルの位置も重要です。シートとハンドルが離れすぎてしまうと、背中が丸まった前かがみの姿勢になりがちです。また、腕を前に突き出した姿勢は、首まわりや肩の筋肉を緊張させてしまい、頸椎《けいつい》症を悪化させる一因となります。かといって、シートとハンドルが近すぎると、窮屈な姿勢でハンドルを操作することになり、やはり首まわりや肩の筋肉の緊張を招きます。シートとハンドルは、離れすぎず近すぎず、軽くひじを曲げた状態で、手を動かしやすい位置に設定してください。

運転に集中すると、だんだん体を乗り出した姿勢になったり、背中が丸まってしまい、正しい姿勢が取れないことがあります。そのようなときは、腰の部分にタオルやクッションを当てるといいでしょう。腰椎の自然な前弯《ぜんわん》を保ち、背骨全体のS字カーブを保つことができます。また、後方を見るときは頭部をゆっくり動かすことを意識してください。

長時間ドライブするときは、疲れを感じる前に休憩を取り、首や肩を動かすなど、ストレッチをするといいでしょう。

（久野木順一）

車を運転するさいの正しい姿勢

●基本の「運転するときの正しい姿勢」

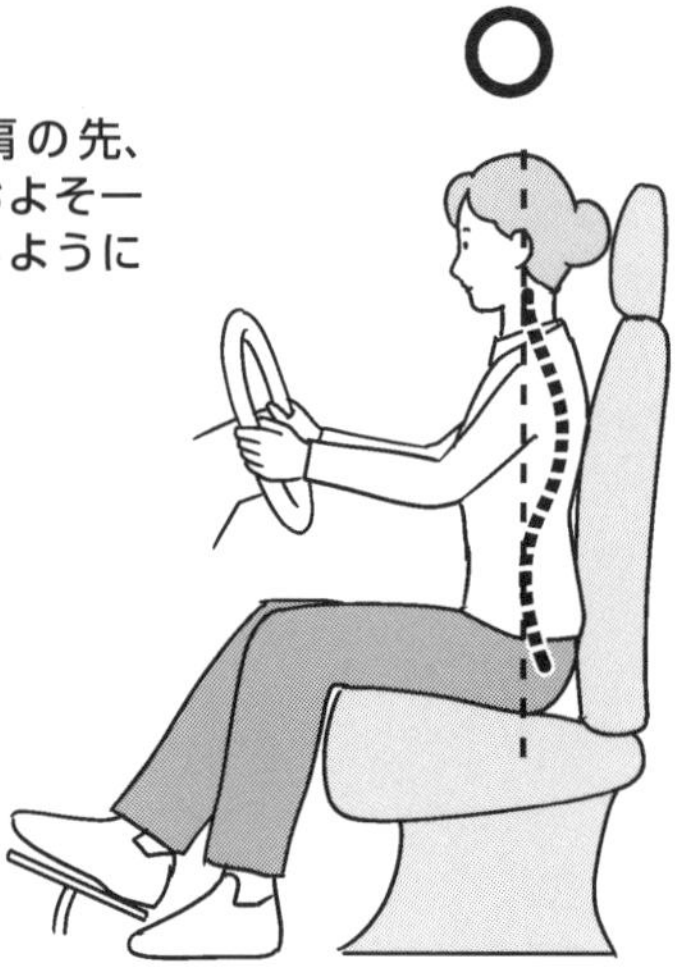

耳たぶ、肩の先、股関節がおよそ一直線になるようにする。

●腰にクッションを当てる

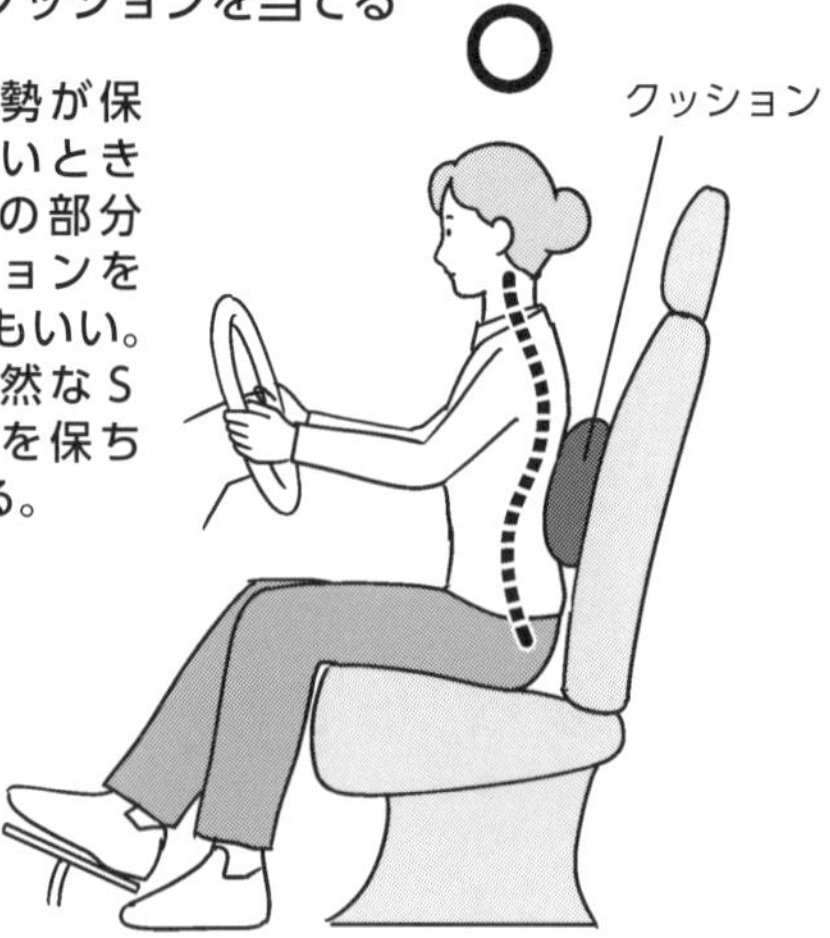

正しい姿勢が保持できないときには、腰の部分にクッションを当てるのもいい。背骨の自然なS字カーブを保ちやすくなる。

Q130 自転車の選び方や乗り方の注意点は？

自転車にはたくさんの種類があり、選び方を間違うと頚椎《けいつい》症を悪化させてしまいます。頚椎症の人が注意すべき点は、主にサドルとハンドルの位置です。ママチャリを含めた一般の自転車は、体を起こした姿勢で乗れるようになっています。サドルが低く、足が地面につくので、操作しやすいのが特徴です。ハンドルは、幅広で体に近い位置にあり、サドルとの高低差もあるので、まっすぐに体を起こした状態で乗ることができます。頚椎症の人はこうしたタイプの自転車を選びましょう。

一方、スピードを重視した自転車は、サドルの位置が高く、ハンドルは低くなっています。そのため、前傾姿勢で首を上げて前方を見る姿勢になります。つまり、首が反った状態になるので、頚椎症の症状悪化につながります。その点、一般の自転車は、上体が垂直に立った状態になるので、首が反るということはありません。

なお、自転車に乗っていると、道路の凸凹がじかに響くことがあります。転倒はもちろんですが、凸凹をよけるなどして首への衝撃を弱めるようにしてください。

（久野木順一）

Q131 首に負担をかけないスマートフォンの使い方は？

スマートフォンの操作は、頚椎《けいつい》に大きな負担となります。

米国の脊椎《せきつい》外科の専門医の研究によると、首を60度曲げてスマートフォンの画面を見ると、首をまっすぐにしたときに比べて首の負担は約5・4倍にもなると報告されています。頭の重さを約5キロとすると、単純計算でも約27キロにもなります。うつむき姿勢のスマートフォン操作は、頚椎に大きな負担となるのです。

スマートフォンを操作するときは、あごを軽く引いてまっすぐに立つ姿勢を保つようにしてください。理想は、手に何も持っていないときと同様に、背骨のゆるやかなS字カーブを保つことです。スマートフォンは目よりやや低めの位置にくるように持ちます。操作する手と反対の手でひじを支えると、手が疲れにくくなります。

最初は姿勢に注意していても、夢中になるにつれて頭や手が下がったり上がったりするものです。また、体幹の筋力がない人は、だんだんあごを突き出した姿勢になることもあります。長時間のスマートフォンの操作はできるだけさけて、ときどき休憩し、首や肩、腕を動かすストレッチを行いましょう。

（久野木順一）

スマートフォンを見るときの姿勢

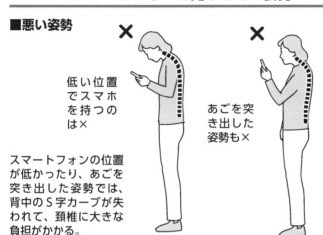

■悪い姿勢

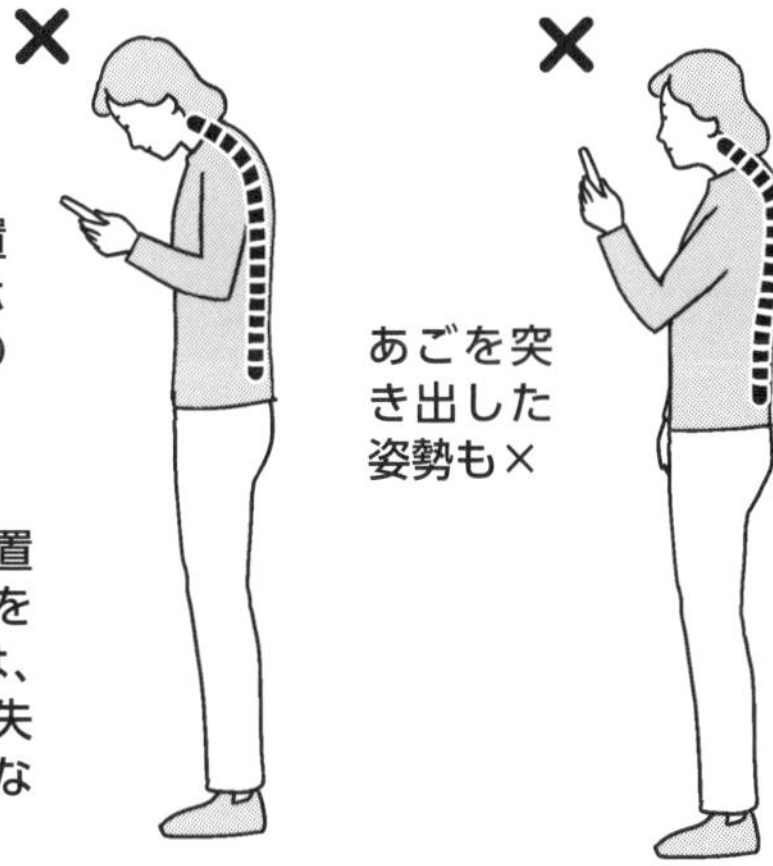

低い位置でスマホを持つのは×

あごを突き出した姿勢も×

スマートフォンの位置が低かったり、あごを突き出した姿勢では、背中のS字カーブが失われて、頚椎に大きな負担がかかる。

■いい姿勢

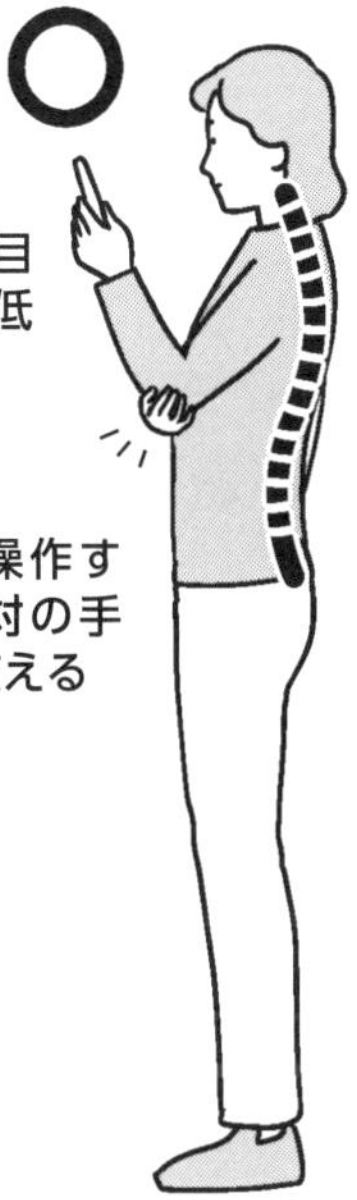

スマホは目よりやや低めの位置

あごを軽く引いてまっすぐに立つ

スマホを操作する手と反対の手でひじを支える

スマートフォンを操作するときの理想の姿勢は、手に何も持っていないときと同様に、背骨のゆるやかなS字カーブを保つこと。

Q 132 食事ではどんなことに気をつければいいですか？

頸椎《けいつい》を丈夫にするには、骨自体を強くすることが大切です。骨の形成に不可欠なカルシウムを十分に補いましょう。カルシウムは、**ヨーグルトやチーズ**などの乳製品、**イワシなどの魚、ワカメやヒジキ**などの海藻類に多く含まれています。

積極的にとりたい栄養素

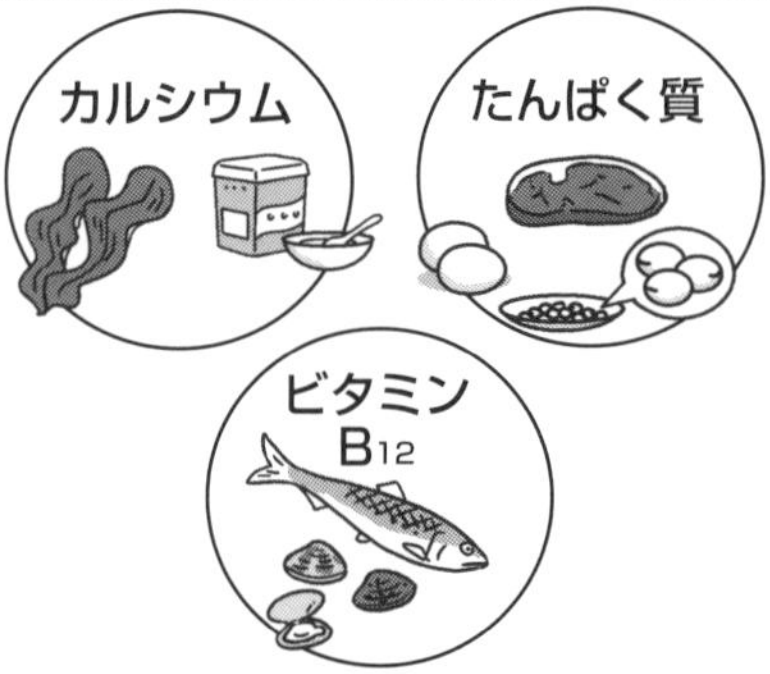

靱帯《じんたい》や筋肉、軟骨の主成分であるたんぱく質も必要です。**肉や魚、大豆製品、卵**などもしっかり食べましょう。腎臓《じんぞう》病の患者さんの中には、医師からたんぱく質の摂取を制限されていることがありますが、そうした制約がなければ、積極的にとりたい栄養素です。

このほか、神経障害には**ビタミンB12**が役立つといわれますビタミンB12製剤には末梢《まっしょう》神経の障害を修復する働きがあるとされ、**アサリやシジミ**などの貝類、イワシなどの魚類、**牛乳やチーズ**に多く含まれています。

（久野木順一）

Q 133 首の痛みに効くサプリメントはありますか？

現在のところ、サプリメントには、首の痛みを明確に改善させるというエビデンス（科学的根拠）はありません。

ただし、食事だけでは必要な栄養素をとるのが難しい場合には、サプリメントを積極的に活用するのもいいでしょう。

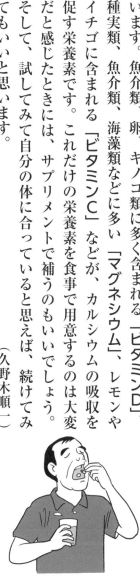

例えば、Q132でも説明したように、骨の強化にはカルシウムが不可欠ですが、カルシウムは吸収率が低いため、吸収を促す栄養素もいっしょにとるといいとされています。魚介類、卵、キノコ類に多く含まれる「ビタミンD」、種実類、魚介類、海藻類などに多い「マグネシウム」、レモンやイチゴに含まれる「ビタミンC」などが、カルシウムの吸収を促す栄養素です。これだけの栄養素を食事で用意するのは大変だと感じたときには、サプリメントで補うのもいいでしょう。そして、試してみて自分の体に合っていると思えば、続けてみてもいいと思います。

（久野木順一）

Q134 首の痛みに効くツボはありますか？

東洋医学では、人間の体には、血管やリンパ、神経とは別に、「気」のめぐる道「経絡《けいらく》」があると考えられています。血液や体液も人体の生命活動に欠かすことができない物質ととらえ、「気・血《けつ》・水《すい》（不調の原因を説明する3要素）」と呼んでいます。気と血が体の中を何の妨げもなく規則正しく循環し、水が正常なときに、健康であると考えているのです。この気血の流れが滞れば病が生じます。そして、滞りのあったときに反応するのが、経絡上にあるツボ（経穴）であり、このツボを刺激して気血の流れを正常にすると、病気や障害が改善されると考えられているのです。

頸椎《けいつい》の痛みによく使われるのは、「風池《ふうち》」「天柱《てんちゅう》」「肩井《けんせい》」など首や肩に近いところのツボです。また、ひじにある「曲池《きょくち》」、手にある「合谷《ごうこく》」なども、首の痛みや肩こりなどに効く気の通り道（経絡）に位置するツボとされています。

なお、こうした東洋医学の治療は、痛みやしびれの根本的な原因を取り除くものではありません。整形外科での治療を行いながら、補助的な療法として活用しましょう。

（久野木順一）

首の痛みに効くツボ

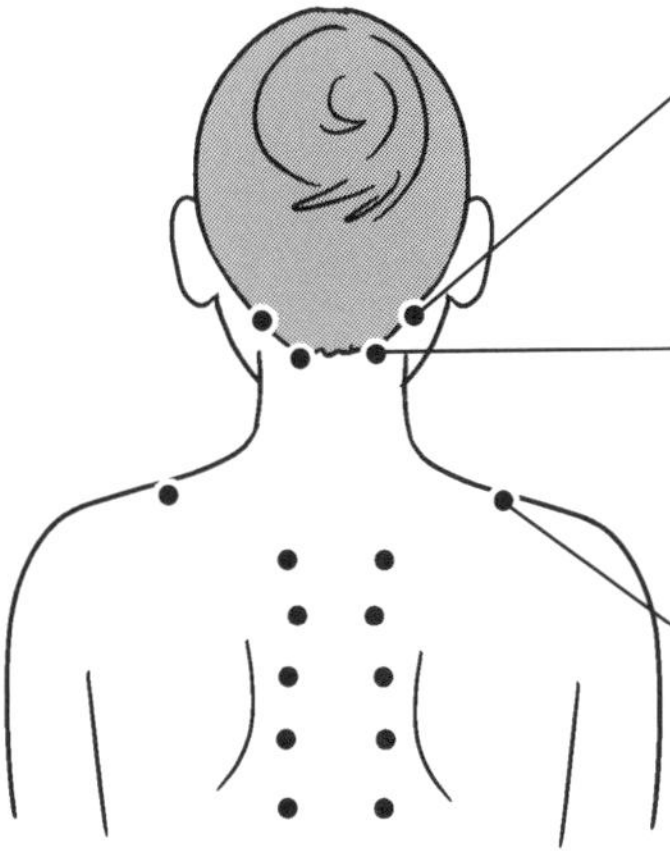

風池

後頭部中央のへこみと、耳の後ろにある骨の出っぱりを結んだラインにあるツボ。

天柱

首の骨と生えぎわが交わったところに位置するくぼみにあるツボ。

肩井

うつむいたときに出っぱる首のつけ根の骨（第 7 頚椎棘突起）と肩先の骨を結んだ中間あたりにあるツボ。

曲池

ひじを曲げたときにできる横ジワの外側のくぼみにあるツボ。

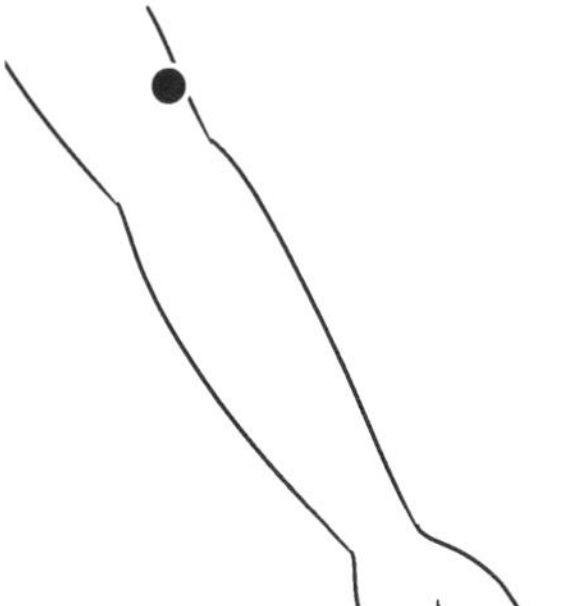

合谷

手の甲の親指と人さし指のつけ根の骨の間のくぼみにあるツボ。

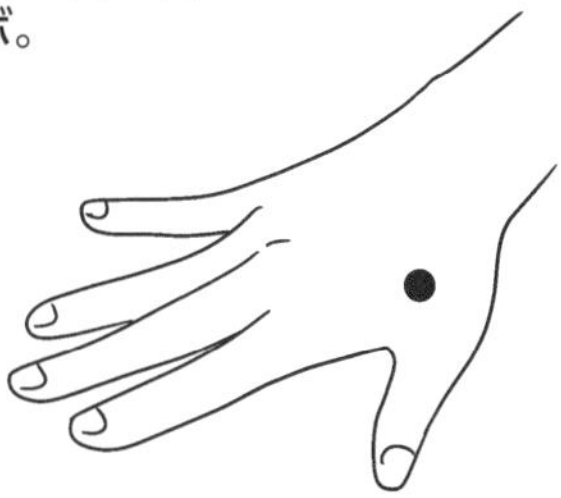

頚椎症・首のヘルニア
首と脊椎の名医が教える
最高の治し方大全

2020年12月15日　第1刷発行
2024年2月16日　第4刷発行

編集人　上野陽之介
シリーズ統括　石井弘行　飯塚晃敏
編集　わかさ出版
編集協力　香川みゆき（フィジオ）　菅井之生（菅井編集事務所）
川瀬勝彦　常井宏平
装丁　下村成子
イラスト　前田達彦
発行人　山本周嗣
発行所　株式会社文響社
〒105-0001　東京都港区虎ノ門2丁目2-5
共同通信会館9階
ホームページ　https://bunkyosha.com
お問い合わせ　info@bunkyosha.com
印刷・製本　中央精版印刷株式会社

ISBN 978-4-86651-327-0

本書は専門家の監修のもと安全性に配慮して編集していますが、本書の内容を実践して万が一体調が悪化する場合は、すぐに中止して医師にご相談ください。また、疾患の状態には個人差があり、本書の内容がすべての人に当てはまるわけではないことをご承知おきのうえご覧ください。